U0320641

"减法养生"治未病

遇见一生的健康贵人

郭育诚 著

脉诊的秘密

中医古籍出版社

Publishing House of Ancient Chinese Medical Books

郭育诚

图书在版编目（CIP）数据

脉诊的秘密/郭育诚著 . —北京：
中医古籍出版社，2020. 3（2020. 8 重印）
ISBN 978 - 7 - 5152 - 2071 - 0

Ⅰ. ①脉… Ⅱ. ①郭… Ⅲ. ①脉诊 - 基本知识
Ⅳ. ①R241. 2

中国版本图书馆 CIP 数据核字（2019）第 299427 号

脉诊的秘密

郭育诚 著

策划编辑　姚　强
责任编辑　李　炎
封面设计　谢定莹
出版发行　中医古籍出版社
社　　址　北京东直门内南小街 16 号（100700）
电　　话　010 - 64089446（总编室）　010 - 64002949（发行部）
网　　址　www. zhongyiguji. com. cn
印　　刷　北京市泰锐印刷有限责任公司
开　　本　880mm×1230mm　1/32
印　　张　6
字　　数　90 千字
版　　次　2020 年 3 月第 1 版　2020 年 8 月第 2 次印刷
书　　号　ISBN 978 - 7 - 5152 - 2071 - 0
定　　价　48. 00 元

序一

中医不是历史，而是创新的机会

我从一九七四年开始在美国做药理学研究，我的实验室主要负责病毒和肿瘤药物研究，世界上第一个治疗乙肝的化学药物就是我们实验室研发出来的，至今仍被全球的医疗机构使用。

在对抗肿瘤的研究上，我的实验室主要有两个策略：第一，发展药物对抗肿瘤，希望降低药物带来的不良反应；第二，如果不良反应得以消减，希望在提升病人生活质量之余能再增加药物剂量。过去我们一直采用单靶点治疗（target orient）的模式，但这个方向从二十世纪七十年代以来就没有取得过突破。所以我们不禁开始自问：是否在思路上要有所改变？是否应该考虑多靶点的治疗模式？有没有哪些方法人类以前用过，现在仍在沿用？这令我想起了中医。

从《伤寒杂病论》药方找到治疗突破点

二〇〇〇年，我们做了文献探讨，先找到二十几个能止痛、止吐的方子，这其中年代越久的方子和到现在仍在用的方子，我越相信。我们追本溯源到中医古籍经典《伤寒杂病论》，从里面找到两个方子，最后通过动物实验选定了内含芍药、甘草、大枣及黄芩的"黄芩汤"。

老祖宗用这个方子来治疗肠胃腹泻，已经有一千八百年了。那么科学实验的结果呢？我们与几家世界顶尖学术机构合作，并在台湾顺天堂药厂的协助下，发现了黄芩汤有三个特色。

第一，它能有效减少抗肿瘤药物在胃肠道端的副作用，亦不会影响原有功效，若和其他西药一起使用，还会增加药物抗肿瘤的作用。到目前为止，还没有哪一个西药能兼具上述作用。

第二，它能提升因化疗受伤的组织的修复能力，促进祖细胞（progenitor）的生长、移动和分化，并且刺激和干细胞有关的信号通路，后者是现在西方医学都在研发的功能，我们居然在黄芩汤里找到了。二〇一〇年我们把这个研究结果投稿到《科学转化医学》（*Science Translational Medicine*）杂志，结果被接受了，这也是首次有关中药复方的研究登上西方主流医学期刊。

第三，黄芩汤在抗肿瘤方面更有意思，它能在不同器官做不同的事。例如在胃肠道，它会抑制化疗药物的炎性反应；到了肿瘤组织，它能把肿瘤的慢性发炎变成急性发炎，若是慢性发炎，肿瘤会继续成长和转移，但若转成急性发炎，肿瘤就有机会被消除。这其中究竟是哪个化学成分起了作用，我们还在努力寻找。

我必须说，我绝对不是中药界的权威，只是专注于研究一个中药方子十几年，我的工作让我在研究过程中有些启发罢了。而且由于科技不断进步，使我们在当代得以用科学的方法，有效检视与验证多靶点治疗模式的作用机制，并且帮助我们更深入地认识中医。

中医"天人合一"的观念启发西医抗癌研究

经过这些年的研究，有几个中医的观念让我很敬佩。例如，君臣佐使，中医强调药材与药材间的配伍，我们确实也看到有些化学成分，可以帮助其他化学成分发挥作用或促进新陈代谢。还有中药"药引"的观念，通过加入不同的引经药物，一个方子能在不同的器官起到不同的作用。最重要的是"天人合一"的观念，看到"天"不要只想到天空，它是一个系统、一个大环境（macro-environment）。用癌症来举例，"天"就是人的身体，"地"就是肿瘤发生的组织，"人"就是肿瘤细胞。"天时地利人和"，肿瘤才能生长。

现在我们要做的，就是扰动（perturb）这个系统。过去西医抗癌的作法是直接攻击肿瘤。但从中医的思想出发，可以去控制天与地的发展，把天、地、人三者的关系合在一起思考，这种想法很完整。西方也开始往这个方向走，肿瘤组织的状况一改善，肿瘤细胞的日子也不好过。现在说的系统生物学，也就是讲的组织和组织的关系。这样来看，中西医到最后不是会殊途同归吗？

我们现在批评中医药，是因为我们不懂它，但你不懂的东西不一定就不好。但懂得多了，也不可以迷信，要永远保持怀疑的态度，而不是将其拒于门外，这是做科学研究的基本态度。我做医学研究超过三十年，渐渐悟出科学只是哲学的其中之一。

西医治的是病，中医治的是人，两者哲学观极为不同。但我觉得，中医是一个值得探索的世界，有机会从中找出未来医学发展的依据。很多新疾病出现在人类眼前，目前我们仍束手无策。例如，跟老年病有关的神经退化，包括帕金森病、阿尔茨海默病，还有自身免疫性疾病、肥胖症及许许多多影响人们生活质量的疾病。现今医学发达了，我们都还没能满足病人的需求，真正地为病人解决问题。

传统医学多多少少都号称在治疗这些疾病上有作用，那么，是真有作用还是没有作用？有作用又是多少呢？若真有作用，岂不是对人类很大的贡献？在我的视野里，没什么中药、西药，没什么中医、西医，药就是药，医就是医，因为真理都是一样，对就是对，错就是错。我们要接受这个事实，现在正是时候。

中医研究全球化，中国可更积极

现在中医仍面临着诊断质量不一、药效无法验证，中药的质量管理体系欠完善。如果能把中药来源与品质管控做好，中国会在世界制药业上占有一席之地。

我走上中医药研究之路，不只是去验证中国老祖宗留下来的智慧，更是要把中华民族至今唯一还没好好介绍给世界的文化推介出去。

中医药研究全球化，只有我在美国的一个实验室很难展开。二〇〇三年我发起成立"中药全球化联盟"，至今全球已有超过一百三十家知名学术机构与企业参与进来，例如：剑桥大学、牛津大学、耶鲁大学、可口可乐（中国）饮料与健康研究所和强生（中国）等。

投入中医药研究已经有全球的大环境在，西方国家的许多医学院也开设了中医课程，但名字不叫"中医"，而是"alternative medicine"（替代疗法），是为了让学生知道还有一条路他们可以选择。日本以前让医科生自修中医，现已正式编入医科生课程。

将来的发展肯定是中西医结合，要打开心胸，要怀疑而不是拒绝。如果一再强调只有我懂，你不懂，就是自己去找反对者。你问我相信中医药吗？当然相信，否则我为何要投入十余年的光阴去研究？中医药是否真有奇效？我仍然抱持怀疑态度。而且中医还有许多地方需要研究、需要诠释。像老祖宗留下来的"天人合一"的观念，从前我不相信，但现在证据一件件地出来，也更加说明中医不是历史，而是创新的机会。

美国耶鲁大学讲座教授

惠德制药（PhytoCeutica）创办人

中药全球化联盟主席

郑永齐

脉诊的秘密

开创中医看诊治病新模式

我与郭育诚医师结缘于他的博士论文口试，他是台大电机系医学工程组博士班学生，而我是医工组的合聘教授。由于我的好朋友王唯工博士是他的论文指导教授，于是我担任了郭育诚医生的博士口试召集人。当时，王唯工教授和我正一同参与气功研究。

记得王唯工教授曾经制作了一面大鼓，运用打鼓的声音把人震出气来，我去他办公室一试，果然不错，鼓槌一落，鼓声震得我气血翻腾而得气。彼时王唯工教授正以科学方法测量中医脉诊的压力波形，并以傅立叶变换得出脉波的频谱。作为中医及气功新人的我，对王教授的一系列研究颇为惊叹，更重要的是他提出了脉诊频谱与人体不同经络之间的关系，并以小白鼠的生理实验以及橡胶水管套上气球打气的物理模式，来佐证他的理论，尤其他利用非线性理论作为解释经络系统相生相克的依据，令我非常佩服。

郭育诚医师是王唯工教授的唯一一位学习西医的学生，他先读台大药理研究所硕士，后读台大电气医学工程博士班，跟着王唯工教授做中医脉诊研究。郭医师一路从西医、药理领域，不断探究中医并尝试整合二者，令人印象深刻，也正昭示出郭医师是一位相信中医的有心人，愿意以科学方法将中医发扬光大。

阅读过郭医师另一本大作《上池之水》，我知道了郭医师在研究中发现脉波频谱的变异性，可以如同西医的心率变异性一样，作为人体生理状态判断的一个重要参数。光是这一项研究发现，我认为他在脉诊领域的成就就已经直追王唯工教授。而将理论实际应用于诊病及治病上，他更是远远超过他的指导教授，因为王教授是物理学家，无法自行看病，只能与中医师合作跟诊，自然与病人的实际状况隔了一层。作为一位中医师，郭医师通过二十多年来不断累积看诊病人数量，获得了丰富的病人信息来改进他的理论。

我曾去郭医师诊所看病，挂号后，有专人利用脉诊仪测量脉搏并用计算机分析频谱，等到见到郭医师时，数据可直接从他桌上的计算机读出并给出判断，若是要刮痧或按摩穴位就到其他房间由专人协助，或开出中药回家调养，确实感受到了与看一般中西医不同。

郭育诚医师将二十多年以脉诊仪诊病的经验撰写成书，对不同的案例均配有中医学的说明，详细解释了为何要如此治疗，相当于把自己的压箱本领倾囊相授，其无私的态度令人欣赏。我相信郭医师已经运用科学的脉诊仪开创出中医诊病、治病的新模式，并衷心希望这种新模式能发扬光大，以提升中医在医疗保健领域的地位。

电气与电子工程师学会会士（IEEE Fellow）

台湾大学前校长

李嗣涔

遇见照顾一生健康的贵人

我们夫妻俩很幸运，一生遇到很多贵人。有关照我们心灵、传授我们气功、带领我们生命精进的老师；有照顾我们身体，让我们免于疾病痛苦的医师。而郭医师正是照顾我们身体健康最重要的那位贵人。

认识郭医师是因为到青海参加学术研讨会的缘份。郭医师通过脉诊仪（王唯工博士发明的可精确把脉工具）为我们进行了测量与说明，让我们夫妻俩意识到因长年忙于公务，严重透支了身体，病得不轻。我们痛定思痛、下决心好好调养身体。在郭医师的悉心治疗与指导下，我们彻底改变了饮食与作息，总算恢复健康。感谢他！

郭医师很重视饮食，"吃对的食物"是让我们改变习惯的第一步。但数十年的习惯，说改就改，谈何容易，刚开始我们常偷吃"违禁品"。但脉诊仪很灵，每次只要吃不对的食物，一定会被发现，且常导致病情胶着反复。郭医师很耐心地要求我们写饮食日记，并逐日批改，说明哪些食物当时为何不适合吃。加之后来身体愈来愈灵敏，只要是不该吃的，身体会自动排斥，我们终于知道"不能再这样"，就死心蹋地乖乖吃身体该吃的食物了。

三餐我们尽可能多吃白米饭、蔬菜，少吃过去爱吃的面食、水果。尤其是早餐，我们吃白米饭、白煮蛋与只加少许盐与橄榄油的五颜六色烫蔬菜（一锅水就煮好了，很简单）。简单的饮食吃久了，不但甘之如饴，心思也愈来愈纯净。这才体会到原来饮食不仅能影响身体，还能影响心性，难怪出家人要谨守戒律，更印证了多数调味料都是身体不需要的。

除了饮食，郭医师也常叮咛我们要定期刮痧，避免身体淤阻生病；要穿有领的长袖衣服，戴帽子、围巾，避免受风寒或受热等。这些看似老生常谈的养生知识非常实用，与我们所知的"预防重于治疗，上医治未病"的观念不谋而合。

郭医师看病时很亲切，但惜言如金，很多朋友都说他"很酷"。熟悉之后，会发现他在酷酷的外表下，其实有颗很柔软、视病如亲的心。

有次看病，他感性地说，"我们当医生的，只能倾全力将你们医治好，让你们为社会多尽点力，造福民

脉诊的秘密

众。"当场让我们热泪盈眶。他曾说，希望"脉诊仪"能普及，让家庭医生用来了解病人的健康状况，以更有效地帮助病人，不需要到医院做很多昂贵的检查。让我们看到他仁医背后那份对患者的热忱。

这是一本好书，若能认真遵照执行，对提升身体健康必定立竿见影、获益匪浅。但提醒读者朋友务必认真对待，才能终生受用。若只当作一本养生书来读，就可惜了！

序三　遇见照顾一生健康的贵人

台湾大学教授

杨铭钦

台湾阳明大学教授

李玉春

序四 传统医学的绿色复兴

西方现代医学正逼近极限，传统医学的绿色复兴早已启动，中医是其中最具系统且有幸被文字化保存下来的先人智慧。中医呈现的追求健康的攻略，参透了身体这个宇宙的奥秘：共振的超高效率和回归天人合一的均衡论。而中医重视整合性和关联性，又与生态智慧、永续精神相契合。面对人类"钱癌"上身的通病，郭医师勇于批评医疗消费主义，抨击"用治病的方式来养生"等损人不利己之谬论。"减法养生"才是新世纪乐活、慢活的绿色生活趋势。

主流的西方现代医学已逼近其极限，一只脚跨在基因复制与生命改造的失控悬崖边缘，方向盘则被财迷心窍牵着走，希波克拉底精神已完全沦丧。在时代从物质到心灵的全面反省潮流下，自然疗法和民族智慧的价值都重获重视。传统医学的绿色复兴已然开始，但世界早已积非成是，充斥太多假的东西，遇到真的也不太敢相信，而未被珍惜。

中医是世界传统医学中最具系统且有幸被文字化

保存下来的先人智慧。郭育诚医师这本书揭开了中医宝库的奥秘，是追求健康的攻略，更与健康饮食的食物教育运动、环保运动的世代永续精神相契合，具体作法上的部分相左之处则有待各方相互辩论。

放空成见接纳智慧

读本书的第一步，需要先抛弃既定的成见，进入中医这套迥然不同的世界观，才能一窥堂奥，如果死抱英文的文法当然读不懂中文古籍的精髓。

资本主义兴起时，伴随着理性化的革命性世界观，开始对自然世界"除魅"，贬低不知其所以然的传统智慧。而工业文明长于将世界逐一拆解成独立单元，原本只是实验室为控制变量而在简化条件下寻找普遍真理的手段，却让许多人把世界想得太简单，无视自然的复杂度实难控制，对于未能"眼见为凭"的，并不谦虚反观自己的局限，反而嗤之以鼻。

中医跟生态智慧一样，更重视整体的关联性，讲究整体经络系统而非单一脏器。本书抽丝剥茧、逐一建构中医系统各脉络间的互动关系，读者不妨多一点"蝴蝶效应"的想象，体会牵一发而动全身的道理。

尊重多样性是生态智慧的另一个核心价值，资本主义正在把所有东西都用钱来衡量，世界变得趋于同一个面貌。西医把个体都看成一样，不论被滥用的抗生素、大打广告的成药，或是私下宣称疗效的各种保健食品，都忽略了每个人的差异性。郭医生则认为诊断是听出每个人独特的交响曲，治疗必须量身定制。读者也应该从这本书读到不同的点，拥有自己的养生之道。

参透身体宇宙奥秘

科学家曾试图模拟生物圈，但投入大量资源最终还是失败。粗鲁的机器人效率远远落后于人体，像心脏仅仅使用两瓦的微小电力就能带动全身的血液循环。当前工业文明靠廉价石油的蛮力所驱动，工厂多钻研于电机等制造领域，而对基础物理学、音乐等艺术中常见的共振却甚少注意，总是把模拟的花花世界看得太低，认为凡事数字化比较高级。

郭医师举例提到，最高效率的发电厂的利用率也不过百分之四十，未被运用的废热和废物却增加了地球的乱度，导致气候变暖、环境污染等无法逆转的危机。同理可知，现代人的饮食和西药，能够适合人体所用者少，大部分反而造成人体内的失衡，更不用说环境污染所造成的冲击。中医的哲学基础是天人合一，而非现代人人定胜天的狂妄，因此务求身体小宇宙的均衡，并在生病时诊断出失衡的源头，设法将发散的乱度收敛、回归均衡。

"钱癌"上身花钱乱医

"不治已病治未病"就是说的预防重于治疗，即环境工程的源头管制，但中医方法论不同于西医，西医找单一病因，在特殊病症上功效显著，但却是一场"打不完的病毒战争"，因为人类的译码速度永远赶不上大自然的快速突变，何况疯牛病等还是人类自己一手酿成。

气候异常之下感冒必然盛行，西医却对感冒束手无策，流感疫苗生命周期短、命中率又低。本书强烈指责西医退烧和减缓症状的作法是大开山海关引狼入室，中医则是采取的防微杜渐，把感冒当作大病来治，视为免疫系统的警报，所采用的是调整身体均衡的长效作法，花费更是相对便宜许多。在防疫政策上，不应歧视 SARS 等重症病患，恣意隔离侵犯人权，肠病毒也不一定就动辄令学校停班停课，这些都值得与公共卫生部门共同磋商。

中医强调致病的环境。郭医师所批评的消费主义，我认为是人类社会"钱癌"上身的通病。抛开了传统价值的束缚，将欲望彻底解放，但多数人宛如没有自制力的小孩子予取予求，单纯以消费来满足快乐需求。为追求个人财富的累积速度，肆意挣脱身体拘束的极限，用时间（生命）来换金钱，用健康来换权力地位，崇拜快比慢要好，小病治标不治本而成大病，大病就割掉换器官或求特效药。

当年高唱民族主义的中医，在科学验证疗效的压力下，有逆转为殖民式的"西学为体、中学为用"的危险。对名贵药材的疯狂采伐，更造成生态的浩劫。鱼翅、燕窝、犀牛角、熊胆都曾令中医蒙上骂名，紫杉醇令台湾红豆杉濒临绝种，新宠牛樟芝又把台湾原始林再剥一层皮。郭医师强调中医药材"化平凡为不凡"的初衷，连姜、当归这类已经被当成食材者都要珍惜"地力"，忧虑我们这一代人浪费冬虫夏草等珍贵药材，将造成后代子孙无药可用，正是可持续发展的实践。

地球发烧是生态失衡的征兆，而让地球生病的正是工业革命两百年来资本主义乐过头所致，近年来金

序四　传统医学的绿色复兴

融危机与环境危机的同时出现绝非巧合，而是人类文明病出同源，趋向彻底崩溃的征兆。

中医哲理贡献于人类社会的，不只是悬壶济世，更是拨乱反正。

绿色生活达人

树党发起人暨策略长

潘翰声

中医：“道”的桃花源

我们何其有幸身处这个时代，可以用科学理解中医，并以此实证医学之济世救人来了解“道”。

不同于西方医学的粒子观点，中医以华夏一贯的“气”的文化，建构其“波”的论述，营造了抽象却实用的整体系统。这样二元性的哲学观，曾困惑牛顿那个时代的科学家，直至爱因斯坦之后的量子物理时代，人们才能从容地面对“波粒二象性”背后的互补性。

东汉末年的医圣张仲景，继承了历代先贤累积的有关“气”的医学知识，在那个战乱、兵灾、传染病肆虐的年代，发扬了“道”济众生的慈悲与智慧，留下了一部亘古铄今的经典《伤寒杂病论》。可惜，这样一部伟大的发明并没有像普罗米修斯一样，如火种普传向世界，照亮凡间，温暖全人类；却在成书之后不到五十年，即亡佚于神州中原。相较而言，医圣的心血更像“佛法”的智慧，在佛灭两千五百年后，才有因缘彰显于世。

可惜，从清朝末年，医圣四十六世孙将辛苦保存一千七百年的家传原稿《伤寒杂病论》传出示人，至今已超过百年，却仍被当成伪书；难怪仲景后人有先见之明地提醒欲流传者"恐怕会被当作笑柄"。这真是"叶公好龙"的真实版。

王唯工老师与我，不怕被误解与讥笑，勇于公开我们对《伤寒杂病论》桂林古本的验证，是基于我们实验室二十多年来对中医科学研究累积的实证。从数学、物理、生理、病理、药理到临床治疗与评估，我们不只一步一步将中医最难理解的"气"与"经脉"，通过脉诊仪实际测量得到；也为西方循环系统停滞不前的血液流体动力学找到了一个新的"气行血"发展方向。更因为这些扎实的基础医学知识，使得我们在临床医学取得了科学的、必然的疗效与应用。通过测量、运算与比对，医圣的传奇将不再只是前无古人后无来者，而是人人可以通过学习而实践，进而改良使其更趋于完善。

我们大可将这些实证成果当成自己的专利，应用到新药研发、人工智能、在线诊治、远程医疗、居家看护或是互联网经济之中。但正是因为这些系统性的科学研究，使我们不得不对《伤寒杂病论》桂林古本的验证说实话："医圣张仲景太伟大了，在一千七百年前就实现了诊断、病理与药理的时间与频率域共振的多重对应"。这样的成就早已超越当前这个还在寻找未知答案的时代，而远追《周易》的境界。若因果信息不能充分掌握，自然误以为是统计或概率问题，就像以实数的运算看待复数一样。《伤寒杂病论》与《易经》标示着所有已知之间的关系与应用。如今科技进步一日千里，相信世人会越来越能理解医圣的苦心造诣。

近年来欧、美等国大型学术、医疗机构纷纷起而效仿，重视汉学与中医领域的深入研究。比起沉默而合法的将本求利、据为己有，我们更希望世人能共享这份宝贵的礼物"与天地和谐"。最重要的是，我们领悟到这份"智慧"背后的"慈悲"，正是"道法自然"的悠久传承。日出而作、日落而息，百姓日用而不自知，从没有失去，也从没有被独享而属于谁。

追寻遗失的中医，帮助我们于纷乱的浮华世界中体会天地人之间的共振与美好，从而安然抵达于"道"的桃花源。

仅以此书表达对先师王唯工教授的敬意。

同时也诚挚感谢台湾大学前校长李嗣涔教授，在王老师辞世后，对我提示以"道医"的期许，作为学生继续前进的标杆。

目　录

脉
诊
的
秘
密

脉诊的秘密

脉诊的秘密

第一章　中医蓝图：与癌细胞共舞

上古岐黄文化的传承里，身为医生必须懂得什么是"道"。人生病，就是偏离了"道"所致；医生治好病人，便是让病人又回归了"道"。然而要如何回到"道"呢？也就是协助收敛病人的乱度。对我来说，这是当代医生必须做的一件很重要的事。

高科技社会人心躁动，天地人之间的和谐濒临崩溃，癌症遂成为最具时代性的产物。癌症本身变化多端，无规律秩序可循，到处转移，正呼应了发散过度的当今时代频率。

保守估计全球每年有八百八十万人患癌症不治，预计到二〇三〇年，新型癌症病例将以百分之七十的成长率产生，癌症死亡率预测将达到百分之四十五。二〇三〇年癌症死亡人数将比一九六八年多出两倍，如今癌症已经跃升为世界前三大威胁人类生命的疾病。

根据世界卫生组织近几年公布的统计数据，癌症患者人数不断攀升，且癌症死亡率也相当高。"如何收敛乱度"已成为当今时代的关键课题。

一、西方癌症治疗的困境

耶鲁大学郑永齐院士从中医经方黄芩汤中找到了治疗大肠癌的药物。他的临床实验以经方黄芩汤治疗大肠癌，刚开始的几天有效，之后便失效。这也是当今治疗癌症最棘手的问题之一。

（一）癌细胞变化多端的特殊性

首先我们必须明白癌症的特殊性，癌细胞转变自人体干细胞，因此癌症的产生在于癌症干细胞完全不需要伪装，便可以自然而然地侵入人体最脆弱与疲惫的器官组织。

一般来说，每当人体干细胞蠢蠢欲动，免疫系统便会实时启动，B 细胞（B Cell）与 T 细胞（T Cell）能够制止及消灭危害人体的干细胞。然而免疫系统的运作却无法制止及消灭癌症干细胞，这是为什么呢？因为癌症干细胞是具有智能的细胞，一旦癌症干细胞侵入人体脆弱的器官组织，它就会分泌一种物质，与侵入的器官组织细胞同化，让来查户口的警察 B 细胞无法辨认及做记号，之后刑警 T 细胞来执行搜捕任务时，癌症干细胞就能躲过一劫。好比你看到一个可疑的人在家附近徘徊，你可以打电话报警，让警察来赶走他。但若是自己的小孩变坏，你怎么可能第一时间马上打电话报警，让警察抓走他呢？他是你的一部分啊。

等到癌症危及身体健康，进入医疗治理阶段，即便有良好的解决方案，往往初始可以有效地杀死肿瘤细胞。但经过几个疗程之后，我们会发现癌症组织细胞能够对抗治疗，却无法将其全部歼灭。同时癌细胞也能适应各种治疗方法以及药物，甚至可以为了生存而改变自己的基因。

其中，癌症干细胞的生存智能更强大，它们既能适应人体的新陈代谢，也能控制自身的生长信号，来慢慢扩张自己的势力，利用同化异化后的正常健康细胞，产生出更多的营养供应链。癌细胞与同化成癌细胞的同伙（健康细胞）抢夺所需的营养与一切资源。癌细胞抢夺资源加剧，形成的癌症组织细胞不断扩张，于是局部组织供血过度，导致红肿发炎现象，甚至溃烂形成烂疮。

到了此时，癌症干细胞彻底显示出它们原始的生存本能，不再以共生为目的，而是不断扩张，不断啃食身体吸收营养，这便是癌细胞的生存智能。

（二）免疫疗法的局限

近年表观遗传学（epigenetics）的研究指出，只要任何外界条件改变，基因的呈现也将跟着改变，这也正呼应着我们对癌细胞的理解，它们变化多端。科学家们对癌细胞变化多端的了解，以及关注到癌症免疫疗法已经将近二十年。根据二〇一八年诺贝尔医学奖得主美国免疫学家 James P. Allison 和日本免疫学家本庶佑的研究发现，癌症免疫疗法将有机会应用到临床。无论是二〇一五年救回美国卡特总统一命的免疫疗法新药 Keytruda；或是二〇一六年名噪一时的朱诺制药（Juno Therapeutics）研发的免疫疗法新药 Car-T，都闹得媒体与投资市场沸沸扬扬。尽管后来 Car-T 在临床实验时引发三名癌症病人死亡，使得 FDA 不得不紧急中止 Car-T 的继续研发，但这些现象也标示着癌症医疗议题正吸引着全世界的目光。

事实上，目前以免疫疗法治疗癌症的有效率尚不

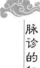

脉诊的秘密

到百分之十，提高免疫疗法的有效率变得非常紧迫。提高免疫疗法的有效率，也就是必须让癌细胞恢复到正常，必须把癌细胞的变化全部掌握，这也是我们研究中医经方，研究《伤寒杂病论》最重要的收获。十年前我便对郑永齐院士说过，在我们的脉诊临床中，有效的治疗约为三天，三天之后脉象便会转变，因此治疗方案必须跟着调整。在二十年追寻遗失中医的过程中，经过漫长精密的脉诊科学化研究，我们有足够的证据跟一致性来做出这样的推测（见本书第二章）。

二、中医经方的癌症治疗方针

中医经方的科学化进展可以提出什么方案来治疗癌症？运用中医经方治疗癌症非常符合我们对《伤寒杂病论》的理解，因为癌症变化多端。中医经方传承的精髓，当然不只是治疗癌症，许多当代西方医学不能处理的疑难病症，中医经方都能有所解决。

大部分的癌症皆与病毒感染有关，每种癌症基本上都涉及一种病毒感染，虽然癌症是由人体干细胞所产生，但最初还是源起于外感。外来的病毒把 DNA 嵌到人体的正常细胞里，造成突变。而医圣张仲景的

《伤寒杂病论》就是在处理病毒（外感）进入身体以后所发生的复杂变化，不只病毒本身的变化，还有身体随之而起的变化。若想治疗癌症，就必须把外感和杂病放在一起体会，完整消化整本《伤寒杂病论》，才能对所有的变化了如指掌。

以形象来比喻，癌细胞就像是孙悟空能七十二变，除非我们像二郎神杨戬，有七十三变将他制伏，否则根本消灭不了他。制伏癌细胞的最后这一变是什么？比癌细胞多出的这一变是什么？就是"回归正常"。癌症患者要让自己的身体大环境回到正常，才能迫使癌细胞不得不回归到正常。因为癌细胞原本就是人体的一部分，除非我们能循循善诱，面对癌细胞的每一次变化都能如影随形，清楚掌握其所有变化，才能让癌细胞回到正常。

临床上我们看到癌细胞千变万化，与我们治疗外感时一模一样。除非你娴熟掌握了《易经》三百八十四爻彼此间的环环相扣，癌症的所有变化才逃不出你的手掌心，你才能够控制它，你才有机会把癌细胞转换成正常的细胞，这才是真正治疗癌症的方法。

过去数十年发展出各种癌症疗法，不管是化疗、电疗或放疗，消灭的永远都是癌细胞，从来杀不死癌症干细胞。因此我们必须认识到癌症干细胞才是生命最强韧的原始。最原始的生命力就在干细胞，也就是癌症干细胞，它千锤百炼才练出绝世神功，是因为人类给它不好的环境，它努力寻找生路才长出来的，因此难以消灭，有时看似消灭了，人类又提供环境让它转化成功。

　　除了让癌细胞回归正轨，还有一个最重要的前提就是必须给癌细胞一个"无毒"的环境。人体细胞每分每秒都在生灭，而癌症是最接近佛家无常的面貌之一。癌症的产生都不是突然的，许多看似突然得癌症，其实酝酿已久。一直以来我们很少善待自己的身体，造成了身体内部环境极为恶劣，为了求生存，细胞使出浑身解数找出路，就像电影《侏罗纪公园》告诉我们的"生命终究要走出自己的出路"，所以癌细胞才会千变万化。在治疗过程中，我们若想着只是杀死癌细胞，终将徒劳无功。我们必须意识到癌细胞是我们的一部分，不只是身体的一部分，也是心灵的一部分，癌细胞只是生命替我们找寻的出路之一。

第一章　中医蓝图：与癌细胞共舞

三、真正的癌症治疗：整体的疗愈

Hope4Cancer 创办人 Antonio Jimenez 博士提出治疗癌症要创造"无毒的环境"，不只是水、空气、食物要无毒；治疗本身也要无毒，即治疗癌症的药物本身也必须无毒；医疗体系要无毒；心理层次同样要达到无毒的状态。

台北市生物技术服务商业协会彭琼芳理事长以基因芯片检查癌症病人，发现大部分患者身体内有农药污染，这就是毒。农药从哪里来？从食物来，从你入口的青菜水果而来，从这些你认为最安全的食物，最需要的食物而来。即便一开始种植时，农户已经小心翼翼，可是他依然无法控制邻居农户，他也无法控制水源，更无法控制空气中飘散的农药。

癌症的发生其实不只是身体的产物，更是我们整个工业社会的现实。认识到这一点便能明白癌症带给人类的议题，不只是个人的健康课题，更是全人类共同的课题。癌症治疗到最后，不只是要求重症治疗本身是无毒的，甚至要求人类社会以及组织都必须是无毒的，也就是说，到最后如果不追求一个心灵层次的无毒，那么癌症将始终与人类紧紧相随。

（一）东方民族的本草智慧

　　未来十年随着癌症治疗方法的发展，癌症将成为一种慢性疾病。癌症疗法百花齐放，不管是从中药找到的靶向药物，陆陆续续成功的免疫疗法、基因疗法、细胞疗法等，这么多疗法在消费型经济体系下，人们看到的不只是希望，而是要付出更大的代价来面对癌症。任何免疫疗法的治疗，动则几十万，有多少人负担得起呢？没关系，可以依靠医保体系，当少数人生病，我们依靠医保费来支付，那是社会保险。但是当大多数人（只要超过百分之十的人）需要用到这个资源，那么另外百分之九十的人便会负担不起如此高昂的医保费了。

　　日本偏远乡下令人心酸的"楢山节考"风俗，正说明当一个社会资源有限，老人家不忍心儿孙生活困苦，为了减轻儿女的负担，自己选择到山上自然死去。不管是医保或是养老保险，如果我们不能从核心来面对类似癌症或者老化议题，还是在消费型经济的医疗体系中轮回，我们势必要付出比"楢山节考"更大的代价。

我们从《伤寒杂病论》或中医的精神中体会到，医疗经济学最根本的问题在于用最少的资源照顾最多的人。一千八百年前，张仲景以最便宜、最常见的药物，以三百多个方剂来应对几乎所有的疾病，涵盖内科疾病甚至一些外科疾病。我们不是要像西方那样，动辄花费十亿美元开发一个新药，而是希望医疗能够回到最根本的方法，也就是东方人或者最早希波克拉底说的让食物成为你的药，药就是你的食物。从本草里面得到养生的智慧，以饮食预防疾病，维持身体健康。对于东方民族来说，无论是华夏文化或是印度文化，这一思想早已普遍存在于悠远的历史传统中。

（二）《易经》与道

东方文明不追求强大，因为强大的力量往往短暂。用一个很强的毒药治疗癌症，杀死了癌细胞的同时也杀死了自己，却依然杀不死癌症干细胞。东方文明追求的是严密恒久的稳定性，在发散与收敛之间取得平衡。癌症完全呼应中医"生长收藏"的过程。癌症就是细胞身处恶劣的环境中想要活下去，于是启动分化、再生、变异来面对恶劣的环境。若是我们想要让癌细胞回复到正常，不只要让自己的身体回到纯净的状态，还要有干净的水、空气、食物，也要有纯净的心灵、健康的社会，才可能免除癌症的变化。癌症这一可怕的恶魔，万病之王，带给人类一个最深沉的课题，如同宫崎骏动画《风之谷》带来的启发——所有的毒素，所有的病态现象，本身并不可怕，它们只是为了对抗心灵的贪嗔痴，让我们看到自身所不敢面对的部分。

癌症或者类似的疾病，何尝不是人心贪嗔痴的表现、习性的表现。任何事情无论对错，滴水穿石，长期下来，好的事情更加美好，坏的事情更加恶劣。从道家的视野来看，没有绝对的好，也没有绝对的坏，要看人怎么去对待。如果你不想面对癌症这样可怕的心灵折磨，就不要让负面因素长期累积而不自觉——不只是水的污染，还有空气的污染、食物的污染、观念的污染，甚至是社会压力的污染，这些才是我们寻求健康真正的源头。

四、中医蓝图

在这个时代，中医应该扮演着什么样的角色？我觉得应该扮演一个很积极的角色，应该把过去几十年来中医科学化的研究成果普及化，以普及惠民的方法来协助全世界的人得到健康上最基本的照顾。

（一）中医人工智能（AI）体系

过去二十年来世界对中医科学的追寻与发展，可以说是高科技与文化的共同体现。脉诊仪的传感器（sensor）是半导体产业制造出来的，从脉诊仪的整个电路到最后的 IC 化，更不要说脉诊的诊断是人工智能体系，是云科技的运用，这些都是高科技。如此通过提供科学工具的诊断，更可有效地运用药材，提供具有东方文化特色的医疗体系，而不再是像西方那样建立在药厂垄断基础上的巨大利益。

（二）土地蕴藏生物多样性

我们能从大自然的原生植物中发现抗癌新药；岩层中富含有微量元素的水源；森林孕育许多原生植物，呈现丰富的生物多样性。当我们能够恢复与重新看见土地的生命力，便能够同时创造出无毒的环境，使民众远离癌症。

（三）继承古汉文的阅读力

近两千年，中原文化因战乱而迫使世家大族及老百姓不断南迁，让生于斯长于斯的我们能够阅读古文，也因此拥有了打开两千年前中医智慧的钥匙。

五、中医之道

中医之道如同《易经》，也即我们在脉诊里面看到的，每个卦象都有它特殊的意义，三百八十四爻其实是代表各种不同的状况。当时的中医体会到的便是岐黄文化中"道"的精神。

"道"让华夏文化绵延几千年，不曾因为宗教而引发战争，因为这里从来没有一个教主，也没有一个支配你意识的祭司，更没有卖赎罪券的神父。华夏文明传承"道"已经几千年了，每个人都是问天地问良心，每个人问的是上苍，而不是问他的"神"，也就是大自然之道理。

当我们使用中医经方治疗肝癌、乳腺癌、肠癌等疾病时，我们看到中医想告诉我们的是——我们不可能消灭癌症，除非我们改变虐待自己的习性，这也是整本《伤寒杂病论》给予我们的警醒。否则我们尽管可以用经方控制癌症，也只是便宜行事，而不是真正治本的方法，或许治好了患者的癌症，却没有医好他的心灵，如此依然会衍生新的问题。

"癌症治疗"这个世界大课题，让我们体会到战斗是无法杀死癌症干细胞的，要去理解它，体会它是你身体的一部分，你才会包容它，对它升起慈悲心，如此才能够改变它。延伸来看，战争也绝对不会给人类社会带来和谐，只有包容、理解与慈悲才能解决文明的冲突，这或许是我们从医学研究中得到的最为宝贵的体会。

▶ 诊疗手记

中医搭配免疫疗法，治疗肝癌四期

林先生七十二岁，二〇一八年五月来诊所初诊。肝癌第四期病人，在台北两家大医院经化疗、靶向治疗都无效。

病人初次就诊时癌细胞已全身转移，特别是肋骨，疼痛无比，连吗啡类止痛药都无法控制，故希望能以传统医学减轻痛苦并增进生活质量。

病人询问是否可以采用传统医学搭配免疫疗法，那是他最后的希望，却又担心两者会冲突。大部分的西医反对病人使用另类疗法，怕不明原因的机制干扰治疗。加上免疫疗法是新的治疗方法，不只费用昂贵，有效率也不高，特别是对肝癌。

我中西医与医学院助理教授的背景让病人与家属能安心前来诊所咨询，并且得到满意的答复"适当的传统医学不只可以减轻痛苦并增进生活质量，还会提高免疫疗法的有效率"。于是病人决定采用合并治疗。

两个星期后，病人的肋骨疼痛已经减轻到可以忍受，代表肝癌细胞增生的甲胎蛋白也从两万降到七千。

三个月后，病人的肋骨疼痛已经消失，X光检查也显示病灶明显缩小，甲胎蛋白也降到正常值四以下。

医师按：中医"望闻问切"四诊的结果显示病人的肝火依然极大，代表病人处于极度的代偿负担，也就是"阴虚阳亢"，这也解释了病人原本就严重的失眠与便秘。还好这些都是中医能一并处理的症状，治本的同时也能治标。在提高免疫疗法对抗癌细胞有效率的同时，中医更重视人体生理机能与十二经脉气血的平衡，以免过度的免疫反应造成过敏或自体攻击的后果。

临床使用滋阴泻火的中草药，如大黄、菟丝子、马蹄金，早已被科学研究证实对肝癌治疗有效果。但如何使用？何时使用？如何中西并用？何时该改变处方？有没有早期客观指标评价工具？实证、精准并依据个体化差异应用这些现代化的科学研究成果，正是当代整合医学最重要的研究课题。

脉诊的秘密

第二章　探索：脉诊与脉诊仪

奶奶活了九十九岁。过世前十年她几乎不用上医院，每隔一段时间，我会带着脉诊仪到台中帮她做脉诊，然后开药调理身体，当然其中也不乏几次病情危急。因为使用脉诊仪可以进行实时诊断治疗，老人家免遭了许多急诊室漫长等待之苦。

奶奶过世半年前，有一次我替她做完脉诊开药，她竟然对一副温和的药反胃并吐了出来，我便知道奶奶胃气已失，从那时起我便不再开药。我帮她准备的最后一副药，就是找到一块合宜的墓地。奶奶过世前十年曾特别交代，她不要火葬，她想入土为安。到临终前最后一个月，我提醒照顾奶奶的家人，若老人家吃不下饭，就别勉强她。深秋的一顿中餐后，奶奶在午睡间寿终正寝。

五年前，岳母早上起床头晕，家人送她到当地医院治疗，院方怀疑是中风，严重到几乎要发病危通知，大姨联络内人说希望让岳母来台北住几天。结果岳母在我家治疗一周后，身体康复回到台南。现在我也不需要去台南看她，只放一台脉诊仪在岳母家中，请家人帮她量测脉诊，每隔一周把数据传上来，由我判读脉诊数据，看看需不需要换药，不换药就照原来的处方继续服用，若要换药就从台北寄过去。

以脉诊仪作为中医的诊断工具完成人性化医疗，三十多年前的奶奶绝对预想不到，也和我当初的想象截然不同。奶奶坚持要我读医学院，是想着家里的人身体都不好，要是家中有个小孩读医科是最好的，将来可以方便照顾家人。

我当医生，不是因为我优秀，也不是因为医生是一个最好的职业，而是因为我和奶奶有着相同的想法，想把自己和家人照顾好，至少家人生病时，我可以找到适合的医生来处理，知道哪一科可以找谁，毕竟同在一个圈子里。等到我自己当了十年中医之后，我的想法却完全改变了，我希望我的家人们都不要去医院，而能够保护他们不去医院，才是我当医生最重要的责任。

脉诊的秘密

值此老龄化社会，相信越来越多的人可以体会，每当长辈生病或自己身体突然不适前往医院就诊时，情绪激动，茫然不知何时才能轮到自己看的焦急感受。

　　也因此我在研究中医脉诊与脉诊仪时，深切地明白脉诊仪的发明是能带给未来人性医疗的重要工具。在科学工具的层次，西方家庭医生也面临了和中医类似的困境，脉诊仪等中医科学工具所带来的新型态医疗，我相信在未来的老龄化社会更能显示出它的影响力。

一、医疗工具的创新改变医疗形态

　　科技的发展改变了当代的医疗型态。每当医学界出现一种新疗法或发明创制了新的仪器，便会影响全世界的医疗机构。好比肾脏内科出现血液透析法时，由于必须购买相关的医疗仪器和配备相应的医疗人员，最初只能在大医院做。后来血液透析法普及，在一般的医院也可以做了。

　　心脏内科的心导管手术是经典的例子。由于心导管手术是相当复杂的医疗行为，要完成心导管手术，需要有一定的人力物力配置，如成立心导管室，还要有医院外科的配合，方能够执行。因此，医院的设置，便是为了完成及治疗较为复杂的疾病状态。然而，为什么大家身体一有状况，还是往医院跑呢？

（一）西方家庭医生的困境：缺少医疗工具

当代西方医疗体系出现的家庭医生，就是为了矫正专科医院的弊病。无论从公共卫生角度、保险角度、养老角度来看都是最佳的解决方式，可是为什么无法落实？原因在于大家依然相信医院，身体一出状况仍然往医院跑。

大家不相信社区的诊所医生，原因在于家庭医生实际上是徒手与疾病对抗，他没有任何医疗工具，只能建议病人转诊。

以感冒为例，其实不该去医院，一般人多是担心会有感冒之外的并发症，或是所谓延误就医产生的不良后遗症。人们为了未知的恐惧选择去医院，觉得在那里可以得到最好的保障，这也使得整个医疗资源分配扭曲。与其限制病人不要去医院，还不如想方法解决基层医生遇到的困境。

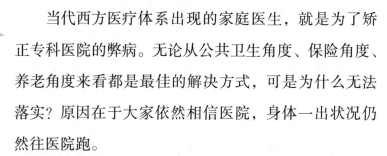

当代社会需要一种更为普遍的，如在小区或是居家便可以得到诊治，让病人不需要都跑到医院去看病。然而这个医疗体系如果没有医学工具或是医疗工具的改变、进步或辅助，是不可能达成的。

（二）中医因缺乏科学工具长期被视为迷信

中医体系强调"治未病"，亦即中医所能面对的问题都是最普遍的，也是最全面的。中医看到的都是比较大的面，也能在疾病初期介入；它还能开发出一套全面性的方法，无论是筛查、照料、诊断、预防，在基层医疗及未来的长期医疗中，中医都可以扮演很重要的角色。

过去几千年来，中医没有所谓现代意义上的科学工具加以辅助，望、闻、问、切四诊背后虽然已经有了数学原理支撑。可是若没有仪器辅助，在诊疗过程中，医生得和超人一样，加上看病需要体力，很容易耗散精力，诊疗的准确性就会降低，特别是脉诊，由于过去一直没有实证的研究，导致近百年来中医仍被视为不科学。

（三）脉诊仪的发明提供中西医结合的途径

若是中医诊断有了科学化、普及化的工具，再加上落实了中西医一体化，相信可以解决医疗资源分配不均的关键问题。中医的脉诊，其实是分析血压波，如同西医看血压（收缩压及舒张压），只是中医更进一步。一八九五年德国物理学家伦琴（Wilhelm Conrad Röntgen，1845—1923）发现透过 X 光可以看到骨骼，事实上这也属于中医望诊的范畴，只是看的波长不同，所以呈现出来的主体也不同，但观念是一致的。

　　未来中医的望诊一定能发展出西方医学没有看到的部分，更不用说语音诊断。在语音分析上，中医发现得更早。科技若能与中医诊断接轨，不但会开发出新的工具让中医得到跨时代的进步，更重要的是提供了一个中西医结合的途径，让中西医可以互相沟通，进而发展出新型态的另类医疗、整合医疗。

二、中医脉诊仪的发展

　　脉诊是中医诊疗最独特的部分之一。从两千年前的中医学经典《内经》《难经》到《伤寒杂病论》都将脉诊作为核心的诊断方法。《内经》中记载了岐伯对黄帝讲述如何取脉①，也告诉我们如何以寸、关、尺三部感触手腕桡动脉，判断出身体五脏的状态②。《难经》则指出如何以下指轻重与深浅，透过脉诊得到五脏变化的信息③。《伤寒杂病论》则在"平脉法"中提到为何脉诊可知气血脏腑之诊"脉乃气血先见。气血有盛衰，脏腑有偏盛……欲知病源，当凭脉变"。

时至今日，许多人依然不相信脉诊，即使阅读了经典上的文字，仍然很难体会与理解以文字表达触觉，甚至由触觉引发的视觉隐喻描述，如"脉蔼蔼如车盖者""脉累累如循长竿""脉瞥瞥如羹上肥者"

① "黄帝问曰：诊法何如？岐伯对曰：诊法常以平旦，阴气未动，阳气未散，饮食未进，经脉未盛，络脉调匀，气血未乱，故乃可诊有过之脉。切脉动静而视精明，察五色，观五脏有余不足，六腑强弱，形之盛衰，以此参伍，决死生之分。"（《素问·脉要精微论》）

② "尺外以候肾，尺里以候腹。中附上，左外以候肝，内以候鬲；右外以候胃，内以候脾。上附上，右外以候肺，内以候胸中；左外以候心。"（《素问·脉要精微论》）

③ "脉有轻重，何谓也？然：初持脉，如三菽之重，与皮毛相得者，肺部也。如六菽之重，与血脉相得者，心部也。如九菽之重，与肌肉相得者，脾部也。如十二菽之重，与筋平者，肝部也。按之至骨，举指来疾者，肾部也。故曰轻重也。"（《难经·第五难》）

"脉萦萦如蜘蛛丝者""脉绵绵如泻漆之绝者"（见《伤寒杂病论·平脉法》）。若非老师愿意心口相传，加上徒弟天赋机敏、愿意下功夫反复练习，否则实难体会经典中的描述。

探寻中医秘密的道路上，许多前辈们也对"脉诊"这一题目进行过相当深切的思考与研究，他们将脉诊研究紧扣中医科学化。二十世纪七十年代以前，中医科学化的研究无法如西方医学研究那样可重复验证，多为理论论述。直到八十年代，汪叔游教授开始研发脉波仪，将中医的脉诊研究引入科学轨道。

在二十世纪初期，西方医疗体系随着科学的进步，陆续开发出有助于诊断的科学仪器，如 X 光机、超声波检查仪等。德国物理学家伦琴发现了 X 射线，获得了第一届（1901）诺贝尔医学奖，X 光片成为西方医疗体系获取诊断信息的重要来源，如今 X 光机也成为各级医院的必备基础仪器。

超声波的发现与发展，更写下了西方医学工程的新篇。二十世纪五十年代，超声波用于探测脑内组织，以找出颅内肿瘤；也成功用于探查心脏；之后超声波渐渐运用于孕妇的检查中①。八十年代西方医疗体系开发出计算机断层扫描技术。科技对西方医疗的影响已呈现出沛然不可挡的趋势，电子电气产业参与医疗器材的研究与发展，从五十、六十年代以降，直到现在依然兴盛。

二战后的中医研究在这股世界潮流中，撷取了西方科技，发展出中医的诊疗工具。八十年代的医药大学成为中医科学化的培育地，中医诊断科教授汪叔游②开始研发脉波仪，为中医科学化立下里程碑。

（一）时域型脉诊仪的研发：汪叔游教授

汪叔游教授曾受过西方医学的专业训练，是美国哥伦比亚大学的生物化学硕士，同时他也专研中医脉

第二章　探索：脉诊与脉诊仪

---

① 文中提及超声波的部分，数据来自《暗黑医疗史》（苏上豪，方寸文，2015）。如今各种型态的超声波发明，让很多医学领域都要依靠它来诊断，甚至有所谓3D、4D超声波，能给予医生立体而实时的影像。

② 汪叔游教授担任台湾医药大学中医研究所副所长兼诊断科主任教授、台湾医药大学附属医院中医诊断科主治医师等职，曾为加拿大卑诗省高级中医师（Dr. TCM）。汪教授有关中医脉诊脉象图以及脉波诊断的专门研究，出版著作及论文数十篇，对中医诊断走向科学化卓有贡献。

诊，其著作《中医脉证学》虽已绝版，却是经典中的经典。汪教授通过脉波仪，观察人体经络和现代医学的很多疾病，整合了中医与西医。这一点古今中外无人能及，可惜他的研究太过艰深，当时只有陈逸光医生跟着他一起研究。目前市面上仍有以他的脉波仪为雏形研发的脉诊仪机型①。

汪教授的脉波仪采用压力式探针，可做时域波形分析，其通过脉搏传感器、压力转换器和多频道记录器，将脉波图与计算机相连，使脉波图和心电图同步显现，并将脉波图赋予一次导函数，从中可看出斜率，记录下寸、关、尺与浮、中、沉，建立起一套脉波判读的标准，在中医脉诊的科学化上跨出一大步②；临床上也已经针对数十种不同疾病与症状作出研究。近二十年来也不断有后续的研究，如张恒鸿将汪氏脉诊仪

---

① 目前市面上科隆公司出产的 PDS-2000 型脉波仪，即是以相同原理只改良其操作接口，所制成的进阶型产品。

② 脉诊仪结合电子技术、计算机科学及近代物理学，将中医脉波图形显示在计算机屏幕上，可供临床、教学与研究使用。目前中医脉诊计算机辅助系统包括病患数据管理系统，脉波与心电图信号提取系统、脉波信号分析系统、脉波信号辨识系统，频谱分析系统与脉诊数据库系统。

继续应用于临床，并与林康平教授开发出新的测量方式。陈建仲开发出自动化脉诊仪，专注于研究仪器的稳定性。

（二）频率域脉诊仪的研发

1. 魏凌云教授

旅加学者魏凌云教授，曾于台湾交通大学担任讲座教授。魏凌云教授历时十四年完成的《针灸科学与技术》一书，完整讨论了一九八七年以前的中医基础科学研究，也对针灸与经络相关的科学研究做了系统性介绍。魏凌云教授是第一位将脉象通过傅立叶变换引入到频率领域分析，并发现其中特征的人。

2. 王唯工教授

王唯工教授参考魏凌云教授《针灸科学与技术》一书中提到的科学脉诊与频率领域的脉诊仪雏形，开发的王氏脉诊仪的软件与硬件均以此为基础，一九八八年初步完成，其以气囊压力来探测脉波，设计原理是以傅立叶变换方法分析动脉血压波，将时域的血压波信号转换到频率领域进行分析。

一九九〇年王教授在台湾医药大学讲授"脉学专

论"课程时曾经提及，其读到魏凌云教授书中有关脉象的频率分析后，恍然大悟，发现其中隐藏着脉诊生理及物理的重大意义。当时王教授在神经与免疫学领域的研究已获得世界认可，其论文曾经刊登于世界公认的最佳期刊《科学》（*Science*）上，却转而投向脉诊领域的研究。他凭着科学家的灵敏嗅觉，加上对中国传统文化的浓厚情感，毅然决然投身当时备受质疑争议的中医基础研究领域。

王唯工教授的脉诊研究触及西医未知的领域。他通过物理、数学理论推导以及生理学上的研究，发掘出了中医脉诊的原理，也就是"径向共振理论"，以及用方程式推导出谐波与经络之间对应的关系，甚至把五行相生相克、穴位、经脉、药理、病理和临床关系等全部建构起来，呈现出它们之间的关系是一层一层叠加的。

三、其他团队对脉诊仪的研究

当然也有许多其他研究团队投入脉诊仪的研究，如大陆金伟老师的研究小组，香港大学张大鹏（David Zhang）教授的团队，日本渥美和彦理事长与索尼的团队，还有印度的团队，但几乎所有的研究团队都只注意并分析示波器记录的时间域信号，不然就是通过脉象的比对分析来对应西方医学的疾病。

这样的研究方向有其正面意义，由于西方血液流体动力学研究团队也常通过测量脉搏的方法来分析血压或血流，因此能迅速帮助西方医学思维下的专业人士建立起对脉诊的初步认识，不再视其为怪力乱神，但也错过了当代正统西方医学看不见的世界。

四、脉诊的科学证实

王唯工教授及其研究团队自一九八七年开始，进行了一系列脉诊与血液流体动力学的研究，建构了中医基础生理学。

（一）提出脉诊的物理证据：共振

为了探寻脉诊的真假，王教授先以仿真实验来推演，设计出由橡皮管与五个气球组成的水波模型，橡皮管代表血管，气球代表器官，挤压任何一个气球，都可以在橡皮管的任何一点观测到变化。通过模型仿真了人体器官与血液循环系统，具体提出了脉诊的物理证据，同时发现了循环系统具有共振（resonance）

的物理特性。王教授在一九八九年的生物医学工程国际年会发表了题为"器官与心脏共振"的论文。

接着王教授开始设计动物实验。在大白鼠肾脾动脉实验中，夹止肾动脉，第二谐波以上皆下降；夹止脾动脉（肠系膜上动脉），第三谐波以上皆下降，验证了王教授从魏凌云教授书中得到的假设——血压波的谐波特性与器官的血液循环有关。一九八九年王教授将其实验结果发表在 *Cardiovascular Research* 上，脉诊背后的原理获得了生理学的科学证实，验证了局部血流变化可以影响血压波的波形。

（二）五脏六腑十一经脉分别对应 H0～H10 谐波

一九九〇年王教授发表论文"由脉波来研究经络及能量之分配"，对脉搏（周期性的血压波变化）进行了傅立叶分析，将五脏六腑十一经脉分别对应到以下各谐波——

H0：手少阴心经（火）→心气

H1：足厥阴肝经（木）→肝气

H2：足少阴肾经（水）→肾气

H3：足太阴脾经（土）→脾气

H4：手太阴肺经（金）→肺气

H5：足阳明胃经（土）→胃气

H6：足少阳胆经（属木相火）→胆气

H7：足太阳膀胱经（水）→膀胱气

H8：手阳明大肠经（金）→大肠气

H9：手少阳三焦经（火）→三焦气

H10：手太阳小肠经（火）→小肠气

血压谐波的**低频**部分包括直流与前四个谐波，刚好对应到"心气""肝气""肾气""脾气""肺气"这五脏的经脉；而**高频**部分包括第五谐波到第十谐波这六个谐波，分别对应到"胃气""胆气""膀胱气""大肠气""三焦气"与"小肠气"这六腑的经脉。

（三）以共振解释血液流体动力学

为何心脏不到两瓦特的输出功率，却能推动成人的血液循环？当代血液流体动力学一直无法解释这一现象。一九九一年王教授及其团队发表于 *Cardiovascular Research* 上的论文"共振：血液流体动力学忽视的现象（Resonance——the missing phenomenon in hemodynamics）"，以共振机制来解释动物实验中血压波的谐波特性，完美诠释了为何心脏不到两瓦特的输出功率，却能推动人体的血液循环。

（四）每个器官有特定的频率

一九九二年王唯工教授在 *Acta Physiologica Scandi-navica* 上发表论文"器官中的滤波特性"，提出人体每个器官就像滤波器，具有特定的频率特性。一九九四年又于 *American Journal of Physiology* 上发表论文"肾脏系统中的共振"，说明在肾脏系统中共振机制的运作有如收音机的选频器，解释了肾脏系统中第二谐波的频率特性是如何帮助肾脏血液灌流的。

（五）共振是脉诊的生理基础

一九九七年王教授与夫人林玉英教授共同推导出了径向共振方程式，描述了动脉的血压波传递特性。二〇〇〇年他们又补充了径向共振方程式的物理特性及其对微循环的影响。径向共振理论便是脉诊原理的生理基础。

五、中医客观实证的病理数据

在脉诊仪的设计原理中除了以傅立叶变换分析动脉血压波，还有运用于临床时偶然发现的**血压谐波变异系数**，它不单单是校正指标（用来校正每一次测量时数个血压波之间的稳定度），更具有客观病理指标的价值。

在王唯工教授与魏开瑜医生一起从事临床研究时，发现魏医生诊断为肝风内动的病人，其脉诊仪记录中的第一谐波（代表肝经）变异系数呈现极大的变化，重复测量后确认并非操作失误，引导王教授开始思考血压谐波变异系数的临床生理意义：血压谐波变异系数代表血压波之间的不稳定性，数值越大乱度越高。

如同心电图对心搏电流的记录、监控、诊断与临床应用，将抽象而看不见的能量与信号导入医学领域，并提供可验证、讨论与研究的依据，从而推动心律不齐、心搏过速、心肌缺氧、心室颤动、心肌梗塞等客观可实证的病理诊断与临床治疗发展。脉诊仪的发明、改良、分析解读与临床对比验证，更将抽象的中医病理落实成客观可实证的病理数据，不再只是感觉性的猜测与漫无根据的想象。

除了基本的气分病、血分病、六淫、血瘀，以及与五脏六腑气血虚实相关的心火、肝火、胃火、肝血、肺阴、胆经血分之外，诸如外感、病入膏肓、心肾不交等中医特有的病理名词，皆变成信而可证并且可以重复验证的诊断工具，这正符合当今这个科学时代对实证医学的要求。

六、中医特有病理名词客观实证的定义举例

（一）阴平阳秘

从脉诊仪数据来看，血压谐波低频部分包括直流与前四个谐波，分别对应到"心气""肝气""肾气""脾气""肺气"，这五脏的经脉属阴；而高频部分包括第五谐波到第十谐波，分别对应到"胃气""胆气""膀胱气""大肠气""三焦气"与"小肠气"，这六腑的经脉属阳。

健康的正常人，其五脏六腑气血应当均衡分配，随谐波数依次递减，所以属阴的五脏气血应当比属阳的六腑充足而稳定，故中医称为"阴平阳秘"。

（二）气分病

血压波通过傅立叶分析得出十个有生理意义的谐波，这些谐波包含振幅大小与相位差两个部分，振幅代表谐波能量的强弱，与"气分病"有关。

比正常值高称为"实"，代表"外感六淫"，最常见的是第一谐波上升的肝火与第七谐波上升的风邪；比正常值低称为"虚"，代表"脏腑气虚"，最常见的是第二谐波不足的肾气虚与第三谐波不足的脾气虚，这些虚实变化广泛出现在不同季节与各类疾病上。

（三）血分病

谐波相位差代表谐波在组织之间传导的快慢，与"血分病"有关。比正常值高称为"实"，代表"经脉血瘀"，最常见的是第十谐波的小肠经血瘀，出现于五十肩或耳鸣的病患中；比正常值低称为"虚"，代表"脏腑血虚"，最常见的是第一谐波的肝血虚，出现于贫血与月经后的女性病患中。肾经、脾经、肺经与六腑的血分不足也常称为"阴虚"或"津液亏"。

（四）胆气不升

头部循环的恒定供应是循环系统最优先的任务，第六谐波作为头部循环的主频，带领其余五对阳经向上支持头部血液的灌流。胆经也是头部分布最广与最密的经脉，是人类身为万物之灵与其他动物差异最大的生理进化。若第六谐波气虚，则会降低头部血液灌流的效率，进而产生头部缺血或缺氧的病理变化，并表现为第六血压谐波变异系数的明显上升，常出现于阿尔茨海默病、抑郁症、帕金森病与中风后遗症的病患中。

七、以脉诊仪重现《内经》病程严重性的定量指标

我就读医学工程博士期间（1997—2004），在王唯工教授的指导下，进行了有关脉诊仪在临床医学上应用的研究。我关注的研究主题是：两千年前中医通过脉象来预测患者的死生之期或是疾病的严重性。

《素问·阴阳别论》提到"别于阳者，知病处也；别于阴者，知死生之期……凡持真脉之脏脉者，肝至悬绝急，十八日死；心至悬绝，九日死；肺至悬绝，十二日死；肾至悬绝，七日死；脾至悬绝，四日死。"对应于中医脉诊系统如此明确而定量的指标，是否可以透过脉诊仪来重现，亦即由血压波的脉象分析来评估患者是否面临死亡威胁，进而建构出适用于当代临床的死亡与疾病严重性的定量指标。

近年来有关血压波的分析，逐渐在西方临床医学研究中得到重视，一来是中医的整体观受到关注，二

来是西方循环医学遇到瓶颈，还有当代众多系统性疾病的盛行。在高血压、心脏衰竭与老化领域，以及血压变异率等研究方面都掀起中西医国际合作的趋势。

（一）低频血压谐波变异系数的意义：别于阴者，知死生之期

在大白鼠濒死实验中，显示低频第一至第四血压谐波变异系数明显上升；而高频第五、第六血压谐波变异系数，不管是死亡过程中的大白鼠或是濒死又幸存的大白鼠都没有显著的差异。这代表低频的五脏"阴"经与死亡相关，而高频的"阳"经则无关生死。正如《内经》所言"别于阴者，知死生之期"，也印证了王教授提出的低频血压谐波属于"阴"，高频血压谐波属于"阳"的理论。

难怪中医称低频的肝经、肾经、脾经、肺经为足厥"阴"肝经、足少"阴"肾经、足太"阴"脾经、手太"阴"肺经，称高频的胃经、胆经为足"阳"明胃经、足少"阳"胆经。怎能不赞叹先人的"科学"领先我们两千年呀。

（二）健康受测者与门诊病人血压谐波变异系数的差别

在临床实验中，健康的人接受测试，第一至第六血压谐波变异系数值皆在百分之五以内，门诊病人则小于百分之八。另外，健康受测者与门诊病人在第一至第三谐波并无明显差异，可是在第四至第六谐波（高频），门诊病人的变异系数在统计上明显高于健康受测者。由此我们可以得知病证（即经络或循环系统共振条件的破坏）开始于高频，再逐一往低频走。

（三）重症病人血压谐波变异系数特性

在临床实验中，晚期癌症患者第一及第二血压谐波变异系数小于百分之十五，第三至第六血压谐波变异系数皆大于百分之十五；且第一至第六血压谐波变异系数在统计上明显高于门诊病人。

第三至第六血压谐波变异系数皆大于百分之十五，告诉我们某些器官组织已因疾病影响了其组织细胞的循环供血。晚期癌症患者的血压谐波变异系数清楚说明，患者循环系统的不稳定以及疾病的严重性与涉及病位的广泛程度。

血压谐波变异系数由高频至低频的乱度增加，呈现癌症晚期病人除了原发癌细胞病灶外，大多出现并发扩散与多重器官转移，于是造成正常组织细胞缺血、缺氧与器官破坏，最后导致循环系统整体的严重崩溃。

一般门诊常见的病痛状态与位置，可以由高频血压波变异系数显示出来，再对照晚期癌症病人的血压波变异系数，就能完整呈现出《内经》"别于阳者，知病处也"这两句话的精髓。

（四）濒死病人血压谐波变异系数特性

在身体一连串的变化下，人们才会接近死亡的边缘。临床实验中，癌症病人死亡前一天，第一至第六血压谐波变异系数全都超过百分之十五，与死亡前两天比较，又明显上升。最后一天血压谐波变异系数的急遽上升，和大白鼠死亡前血压谐波变异系数急遽上升相同，代表相关器官组织已发生不可逆的缺血缺氧坏死。

《内经》中"别于阴者，知死生之期""真脏见为败，必死"等预测死亡的论述，以脉诊仪系统语言来说就是"从疾病最轻微的门诊病人，没有得到及时治疗，随着疾病加重成为重症病人，到最后死亡的过程，高频谐波一步步缓缓上升，定量且系统地反映了生命系统的崩溃"。

中医科学化的研究至此，已经从基础理论架构出完整、系统的临床实践体系，不管是《内经》提出的由腑而脏的传变理论，或是《伤寒杂病论》的六经传变架构，这些中医经典衍生出的疾病治疗系统性策略，都能通过血压谐波变异系数来理解与解释，更重要的是可以以定量的方式用于临床诊断。

十几年来我在门诊累积的庞大数据库也不断赋予脉诊仪以完整的病理意义，同时我也一直专注于改进脉诊仪取得信息的有效性。

八、中医脉诊研究全球共建

二○○七年我在世界传统医学大会上演讲完毕，日本统合医疗学会渥美和彦理事长立即前来向我致意，赞扬我们所做的研究。他内行地询问"如何可以单一点稳定地获取信号，分析得到脏腑经络虚实的信息？为何索尼与东京帝国大学医学院合作的脉诊研究，取寸、关、尺三个点，依然得不到稳定的信号？"

真不愧是渥美和彦理事长，这个问题可是我指导研究生"中医药研究方法"的基本问题，至少得花一学期才能让只有医学院或工学院背景的研究生有正确而清楚的概念，当下并无法以三言两语回答，只能一针见血地指出，根据采样定理，若采样频率足够高，单一点即可重现完整波形。再通过傅立叶分析，就可将时间域的血压波转换到频率域的谐波，如此十二经脉的气血盛衰便可以数学形式加以呈现。

渥美和彦理事长的提问，也正标示出中医脉诊科学研究领域五十多年所走过的路。

试想，如果没有魏凌云教授对最基础的工具下功夫改变，脉诊研究可能会一直停在汪叔游教授时间域的阶段。虽然汪教授曾经在书上提到通过傅立叶分析可以得到谐波，可是他并没有把谐波与经络的关系对应起来。魏凌云教授虽然看到，但他却未能创造出工具来分析。王唯工教授最重要的贡献就是把两位前辈的研究结合起来，推演出测量谐波便能呈现出经脉特性。若没有来自日本的制作精良的传感器（sensor），脉诊仪便无法应用到临床。

这些历程更加证明科学必须有群聚效应，亦即信息的透明、自由的互通及整合，才是整个科学进步的一个重要条件。科学的进步常常不是一个人的聪明才智可以完全解决，现今的时代更是如此，网络社群工具的发展，让理念一致的人比起过去能更快地聚集在一起，比起过去许多踽踽独行的先驱者，如今的时代能够让大家可以更紧密地连接起来。

▶ 诊疗手记

找不出病因的重症，经方治疗峰回路转

二〇一五年是我生命峰回路转的一年。生日当天，我感觉胃闷、没胃口、下腹鼓胀、按压会痛，舌苔又厚又白、口又苦又干，睡不安稳，很疲累。当天晚上肚子胀痛加剧，痛到呻吟喊叫，有便意却无法顺利排便，这是身体前所未有的状况，我接受太太的建议到医院挂急诊。医生怀疑是盲肠炎，为我进行了腹部 X 光、抽血、量血压等各种检查，发现没有什么问题，打了点滴、拿了止痛药，便让我回家休息。之后的日子，我的身体经常感觉有气无力。

过了约莫一个月，睡眠质量变得更差，口臭、咳嗽，痰中带血，因为有鼻涕我就去看中医，朝感冒的方向治疗，但却没有改善。中医嘱咐我要去医院检查，

我却一直拖着。

又过了一周，凌晨三四点，我在睡眠中出现深度剧烈咳嗽，咳出的痰很黄、很黏稠，量又很多，并且有铁锈色的血块，感觉不可怠慢了，赶紧到荣总胸内科就诊。医生仔细询问过病情，开始朝肺炎方向诊治，并建议我取消到日本的旅行，担心有肺结核，要我接受验痰以及细菌培养，并服用抗生素。隔天，咳嗽状况有所改善，痰的颜色变淡。为了保持体力，我又到附近中医诊所看病，加服中药。

隔了两天，有所改善，痰已无血色。可是仍然没胃口，口干舌燥，想喝水，但是胃依然很胀，连一小口的水都感觉吞不下去。再去肠胃科检查照了胃镜，医生说是胃溃疡，开给我调节幽门螺杆菌的药，之后照胃镜做了切片检查，还好是良性。

可是后来又出现后脑勺晕晕的感觉，人累到连平常休闲放松的电视也无心、无力观赏，打开计算机想处理一些事务，也脑力不济，晚上睡不安宁，经常一翻身，头脑就动了起来，跳出很多思绪，无法深睡。

以前我不挑食，三餐有什么就吃什么，而且吃得津津有味。这次却一反常态，不管太太做什么，我都不想吃，只勉强动一下筷子，吃几口交差了事。以前不管睡觉环境如何，我一碰到床便可以很快入睡，睡得深沉，随遇而安，而且只要醒来就可以充满干劲。

这一个多月以来，南来北往虽然都有就医服药，但陆续出现的反常现象，让我太太忍不住找出几年前郭医师曾经在网络发布的帖子。她仔细阅读之后，建议我去找郭医师做整体的治疗，不要再只是头痛医头、脚痛医脚。

二〇一五年六月十三日，我来到了当代汉医苑，开始接受郭医师的诊断治疗。这是一次至今有朋友问起，我依然津津乐道的就医体验。当日做了脉诊仪诊断之后，郭医师看着我的脉诊图，同时静静地听我描述完所有的症状，并为我双手把脉。

他对我说：“你的其他症状都是附带的，最急需处理的是‘心火过旺’。你的心脏曾经‘热’过头没处理，脉诊仪测到这个紊乱的脉象，呈现你已走过多次鬼门关，只是你自己不知道。”他接着笑说：“你可能上辈子烧过高香，人生五十九岁真的是一个关卡。”最后他特别吩咐，抗生素、胃药、心脏药都不要再吃了，药性太寒。我遵医嘱。真神奇，没有杀菌，肺炎、胃溃疡却真的就好了。

我想起以前曾经胃痛，大便黑色怀疑胃出血，结果抽血、验便、照超声波，却都正常，拿了整肠胃药，休息后又没事了。也曾经从肚里涌出好多清清的冷水，流鼻涕、身体一直打冷战，又酸又冷。还曾经做园艺时，搬动大石头，引起心脏猛烈跳动、脸色惨白。

细细回想，原来症状早已显现，只是我一直硬撑着，直到同时爆发，几至不可收拾。幸亏郭医师收拾了这个残局。他先给我两天份的药，嘱咐我两天后一定还要再来。这两天的药，郭医师想了二十分钟才最终确定方剂。他真的是小心翼翼，谨慎严谨。

服用了两天的药，我恢复了食欲和体力，胃不胀了，也不咳了。继续找郭医生诊治调理，一次比一次进步的精神体力，让我没有因生病而取消任何一个早已排定的音乐会演出和讲座行程。真是忍不住要感恩并赞叹郭医师的仁心医术，他熟稔于望诊与脉诊，掌握病机并给予我对症的方剂，让我不必穿梭在大医院各科室的问诊间而重获新生。

郭医师说我的胃不舒服，是由于心火过旺引起的缺血性胃炎，不能吃杀掉幽门螺杆菌的抗生素，不然心脏会受不了。肺炎是几十年来事务繁杂使心脏过度操劳引起的，所以先以顾心护心、处理心火过旺为治病主轴，同时再兼顾其他脏腑。郭医师也经常叮咛我："小心！不要感冒！长期不断'外感'耗体力耗气，伤精又败神。"

由于时常感冒，我去做了三伏贴。可郭医师说："虽然三伏贴有它的功效，但是你的肝火过旺，湿寒未去，做三伏贴反而容易湿热上火。"于是我赶快撕掉。是的，我们知道的很多保健常识常常只是片面的、不顾个人体质的，有时，养生反而养出病来。

他也经常提醒我，要持盈保泰，别让自己压力太大。又说，魔鬼往往藏在细节里，他叮嘱我不必因为素食而广食各种豆类加工品，也不必怕营养不良而瓜果不忌，更不必为了养生而进补或吃营养食品，不要尽信各种道听途说的偏方，以免为了健康却适得其反。

当时，我也曾为了这些严格的饮食禁忌而大伤脑筋，但事实证明，生病调理期间的严格饮食，也是有效的药呀！我知道的很多病人因为无法忍受郭医师的

脉诊的秘密

饮食禁忌而放弃医疗，殊为可惜。

　　郭医师的每一句叮咛，都成了我的保健护身符。感恩郭医师！

（陈中申）

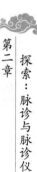

第三章　追随中医大家——传承与经方

　　二十多年前中医学系教授们提到脉诊濒临失传，若是真的想学必须自行向民间家传老中医拜师。于是，读医学系六年级的我每天晚上从台中乘车前往丰原，向江应魁医师学习。

　　最初，江老师教授的是《内经》与《难经》五脏六腑分候的方法，由于十分抽象，许多同学都难以理解，后来老师另外授以容易理解的"二十八脉"①。但

---

　　①　明代著名的医学大师李时珍依据前人资料编撰《濒湖脉学》，在序言中斥责宋以来的脉诀提及"宋有俗子，杜撰脉诀，鄙陋讹谬，医学习诵，以为权舆，逮臻颁白，脉理竟昧。戴同父常刊其误，先考月池翁著《四诊发明》八卷，皆精诣奥室，浅学未能窥造珍，因撮粹撷华僭撰此书，以便习读，为脉指南。世之医病两家，咸以脉为首务。不知脉乃四诊之末，谓之巧者尔。上士欲会其全，非备四诊不可。"其中有二十七脉。十年后（1575），李中梓所撰《诊家正眼》增"疾脉"，共为现在所熟知的二十八脉。

对我来说，比起二十八脉，我更喜爱《内经》与《难经》的五脏六腑分候法，对此江老师十分好奇。

有天深夜跟诊结束，他问起我这个问题。我告诉江老师，我参观王唯工教授的实验室时，王老师采用脉诊仪研究脉诊的成果——在对人体循环系统共振现象的研究中，将血压波通过傅立叶分析，十二经脉分别对应于血压谐波，谐波的振幅部分代表"气分"，也就是《内经·经脉篇》中的"动病"谐波的相位代表"血分"，是《内经》中的"所生病"，也是《难经·二十二难》说："是动者，气也；所生病者，血也。"江老师极为讶异，并且惊叹科学方法的神奇。

中医学有别于西方医学，从望、闻、问，到把脉（切）等诊断体系，赖以诊断的依据都是抽象的。以马光亚老师的话来说，中医看到象，是看到一个感性的感觉，一种感性的接触。怎么把感性的感觉提升至理性的思维，是一个医生必须具备的能力，一位中医必须锻炼出自己感性与理性的能力。脉诊仪的发明正好把感性的接触以理性的语言传达出来，就像我和江应魁老师学把脉，老师把病人左手脉，我把右手脉，然后互换。我们会以为把出来的脉是一样的，可是若从脉诊仪数据来看，十几秒间脉象可能就完全不同了。

我也曾和钟永祥老师学针灸，钟永祥老师是医王修养斋的弟子。那时候每一届学士后中医系的学长们，都会邀请钟永祥老师开班授课，大伙儿一起开车到东势，在老师诊所上课。在于钟老师的课堂上我学会了基本进出针、取穴以及经络循行。后来又有机缘与修德祥老师学针灸，他的针灸的确高明，然而由于复杂深奥，弟子只能自行领略。

一、跟随中医大家学习之路

一九九五年我读研究所时，江应魁老师再三叮咛我，修师祖①的绝学"循经透气"与"八卦针法"，唯有其长子修德祥老师学得六七成真传。一到台北，我立即前往修德祥老师家中求教，修老师只说再看看机

————

① 即修养斋。修养斋堪称二十世纪医界一代宗师。原籍河北，父亲修坦与张作霖熟识。师从王锡绂老师，学习《内经》《难经》《伤寒论》等经典，后成为清代御医苑春英之徒康兹赓的入门弟子，开始学习针灸。移居台湾之后，在台北新成昌药行驻店行医，名振一时，于右任等名人都曾登门求医。他针灸的特点是重视取穴与补泻，强调得气与引导气的走向，又被称为飞经走气派。著有《修氏针灸全书》，弟子有钟永祥等人。

缘，于是我只能在修师祖灵前上香，祈求有幸能继承绝学。

（一）修氏针法探秘

又过了十二年，直到二〇〇七年我才有机会跟着修德祥老师学习。我和张顺晶医生每月各给老师一万元红包束修，老师说你们想学什么就开口，我教你们。接下来两三年，我们每周两天下午去找修老师，有时老师跟我们天南地北聊天，有时看他针灸。修德祥老师的确厉害，他能控制气的走向，甚至可以让气从一条经络通到另一条经络。他要我们自己试针，或师兄弟间互针，即便如此我们依然达不到修老师的程度。除此之外，我们还学习制针，炼制黄丹，抄修师祖留下来的药方并一起研讨。

修德祥老师的教学风格随性，也或许是修老师不知如何传达他的体系，然而至少我明白了修氏针法的奥妙。好比"飞经走气"，亲身体验过方知存在如此玄妙之针法。修家取穴非常严谨，只要依法取穴一定能得气，得气的方法又要求得更加精细。八卦针法的神奇在于施针者能让气要上就上，要下就下，通畅整条经络。光是通畅经络，便能有极高的疗效，可这还只是修氏针法的皮毛。八卦针法真正厉害之处在于可用来应对所有千奇百怪的病证，作为一位中医研究者，我真心不希望它失传。

但我始终没有学通修氏针法。修德祥老师教我们的针法和师祖修养斋书上写的不同，前三卦的第一卦针法便与书上不同，让我不知如何是好。曾经想过设计实验，然而修氏针法实在复杂，很难完成。

最后一次见到修德祥老师，他躺在床上奄奄一息，床头摆着一碗冰块。每说几句话他便得吞冰块，虚火太盛，热散不掉，他很难受，想吞冰块自救。可是吞冰块也等于是自杀，火一熄，人也就灭了。还是加拿大徐国武师叔打电话要我赶快去看修老师，说老师去旅行，一时技痒在榕树下帮四五十人针灸（一说三四十人），也不知到底是多少人，针完之后心气大伤，回来之后就瘫了。没多久之后，老师便过世了。

我还能够把这个绝学留住吗？曾经期待通过师叔们可以拼出修氏针法的全貌，可是连我的师叔徐国武医师也不知道其中奥秘，钟永祥老师又已辞世。多年来我一直牵挂在心，念念不忘。后来因缘俱足，得以请教修养

脉诊的秘密

斋师祖入室弟子黄美涓医师，疑惑尽解①，如此一来，便可放心将针灸应用于门诊。我的诊所过去一直没有开设针灸治疗项目，一来是有病气考虑，二来是自己尚未完全理解通透的体系，不便运用于病人。在向黄美涓医师请教的往返信件中，亦提及自己从脉诊研究中发现的经脉与穴位的基本穴性，以及归经补泻的作用，与经典所录不差，近期亦发现激光针灸有类似的作用。读着黄师叔的回信，我心中一块大石落了地，

---

①　我在信中请教黄美涓医师三个问题——（1）十六种手法的补泻与男女左右、上下午阴阳经的规则是否真实并且缺一不可？（2）激光针灸于穴位上循经传感的条件（共振频率、时间与能量大小）？（3）针灸天盘上的天地雷风山泽水火如何对应到临床的病理？黄美涓医师回复如下：（1）针灸经络其实由命名的顺序就可以知道，阴经是由身体往肢体末端流动，而阳经则是由肢体末端流回身体。故顺经是阴经动向由身体针转往外而下行（补），由肢体内转往上则变成逆（泻）。阳经则是针由指（趾）往内转往上行是顺经（补），由身体往外而下则是逆经（泻）。所以，针感上下行及补泻应该不用强记。大拇指往前后、左右、男女、单双日、上下午，……其实许多复杂的方式只会让人模糊难记又不知道该如何应用。修老师当年也没有反驳我。（2）如果将经络按上下顺序超过三个去接力，应该可以照样补泻。（3）针灸所谓烧山火、透天凉……现在有了更方便的药物及环境可以控制，不需万病一针医。不是一定很必要，除非要以保留中华针灸手法为己任。

修氏针法不但在科学方法之下能以新的工具重见天日，更可运用于临床造福病人。

（二）初识经方风采：张步桃老师

诊所尚未开业前，我在脉诊部分已有不错的进展，可是药方却开不精准，当时我开药方还是以清代《医宗金鉴》为本，于是再度寻访医家，想磨砺自己的开方功夫。最初是想与张步桃老师学习开方，没想到这整个学习历程却帮助我从如同无字天书般的脉诊仪中，看出其与经方的关系。

台湾最有名的经方家肯定是张步桃老师①，大部分台湾学经方的医生都是拜他为师。就算未曾跟过他的诊，也一定看过他的书。何谓"经方"？清朝初叶有一群医家遵古，称张仲景著作使用过的方剂为"经方"，

---

① 张步桃（1942—2012），祖籍广东饶平，先居住于花莲，后迁居苗栗大湖。父亲为中医师，幼时常随父上山采药，父亲诊断时，常在一旁侍诊。一九五九年毕业于大湖农工蚕丝科。一九七九年，取得中医师资格后，开始行医。一九九七年，创立荣星中医诊所。张步桃看诊以《伤寒论》为本，在看诊之余，致力于推广中医药，曾写作多本书籍以推广，代表作有《张步桃治百病第一辑》《张步桃解读伤寒论药物篇》《张步桃解读伤寒论方剂篇》等。

后世医家及温病学派所使用的方剂则是"时方"。受他们的影响，中医界所称的经方就是指张仲景《伤寒杂病论》及《金匮要略》中的医方。

还记得那是中和很偏僻的一个夜市里的小小中药铺，张步桃老师就在那儿看诊。星期六下午，他姗姗来迟，傍晚五六点才开始看诊，看完诊差不多十一二点了。白天张老师上班，下班之后才来看诊。小小的、拥挤的诊间，在那里开始了我的经方探寻之旅。我认真地跟诊张步桃老师学习了两三年，一九九八年我的诊所开业之后，门诊上遇到的难解问题依然会去请教张老师。

和张老师学习的那段时间，我看到了张老师怎么使用经方，也看到了老师的慎重。张步桃老师说他在门诊从来不用大黄，可是据我观察门诊需要大黄的病人很多。并不是张步桃老师不开大黄，而是他在门诊从来不用，如果去医院会诊，病情严重的病人他也会开己椒苈黄丸。张老师说给小朋友的药只开甘药，可我在门诊看到的小孩子大部分不能开甜的药，因为现在小朋友都是糖分摄取过多，导致湿气太重，所以我以开辛药为主。

早期和张老师学习的学长曾经提及，有一阵子老师勤于研读日本古方派的相关书籍。日本古方派创立者吉益东洞遵古方（即张仲景之方），却舍弃阴阳五行、主客运气，不管性味归经、君臣佐使，只强调每一症，每一药，都有所对应。日本经方家教大家如何用机械化的方法使用经方，张老师在这样的过程中掌握了经方的使用方法，当然也影响了我，影响了他大部分的学生。

再举个极端的例子，某一次跟诊只听到病人说不喜欢看到光，老师就开"桂附地黄丸"，我完全看不懂老师为什么开这个方。老师利用休诊时间只回答了我四个字"阳光不治"。至此，我才理解了老师是怎么思考经方的。

"阳光不治"表示阴气不足怕见光，是《内经》提到的很重要的概念，因而要用阴翳以消阴，用附子来消阴翳。张老师简要的回答等于是在传心法，然而若以科学的角度来看，答案的完整性仍略有不足。在中医经典中"阳光不治"有很多种治法，不一定非是桂附地黄丸，也可能是四逆汤。

张老师后来在私塾授课，清代邹澍的《本经疏证》成为他教学的核心。《本经疏证》成书于清道光丁酉年

脉诊的秘密

（1837），一共记载了一百七十三味药。《本经疏证》把《神农本草经》所记载的药以《伤寒论》筛选后，再按症状分类。张老师最后从这本书中掌握到用药的关键，他善用单味药来治疗特定的疾病，如同西医用药来治疗特定的疾病。

从张步桃老师的身上，我体会到中西医可以结合。张仲景的经方教导我们要掌握大循环的规律，也就是六经辨证，辨别十二条经络的气血虚实，这是属于大系统。若要局部起作用，例如帕金森病，部分是由于中脑黑质的多巴胺（Dopamine）细胞不明原因退化死亡，药需要作用到中脑黑质才能有效，这就是西医在做的事。

打好一场橄榄球赛或足球赛，中锋、前锋、后卫皆要能各司其职。经方家在做的事，如同中锋与后卫，是把球控好。想一脚破门，必须有很强的前锋，西医一直在研发很强的药物，正如前锋，所以有治疗癌症的靶向药物、治疗感染的抗生素，补充维生素B12来治疗恶性贫血。

西方医学把病研究到极致，就像格物致知，然后找出一个最关键的药，再把这个药单纯化、纯粹化、物质化，这就是西药的药理逻辑。有趣的是，许多西医的关键药物（如麻黄素、青蒿素）都是从中草药提炼出来的，包括奥司他韦（达菲）也是从八角提炼出来的，这是中西医结合的关键，也是中西医最大的不同。

跟诊张步桃老师时，我也正在王唯工老师的指导下进行脉诊科学化的临床病理分析。那时从脉诊仪的分析看到，无论感冒症状多么轻微，甚至隐而未发，都会在第四谐波肺经或第七谐波膀胱经出现气分偏亢的现象，这正是"邪气盛则实"的具体表现。频率迹象的出现会比打喷嚏、流鼻涕、项强或发烧的症状早一到两天（脉乃气血先见），这不但有助于医生提早帮助患者预防病毒感染的进展与恶化，更让我联想到《伤寒杂病论》中的病理架构，原来这正是医圣所谓的"太阳病①"。

从此之后，我就一股脑栽进脉诊仪与经方体系的联系与整合研究之中，或者说更像是利用脉诊仪对散

---

① "太阳之为病，脉浮，头项强痛而恶寒。太阳病，发热，汗出，恶风，脉缓者，名为中风。太阳病，或已发热，或未发热，必恶寒，体痛，呕逆，脉阴阳俱紧者，名曰伤寒。"（《伤寒杂病论》）

佚的《伤寒杂病论》进行现代化的考古与全貌重建。

（三）一代经方大师：张国养医师

国医大师唐由之[①]的弟子刘成源院长，曾经询问我"你的医术是怎么学的？"那时候我已经上过了张步桃老师以及张国养老师的课，而且也跟诊过张国养老师。

张国养老师幼年时和父亲来台湾旅行，后因战乱滞留，盘缠用尽，父子只好相继以家传的医术悬壶济世。从早上四五点开始看诊到八点，病人太多则延长至九点，九点之前结束，他的病人一开诊通常就有好几百人。

张国养老师几乎都是把完脉就马上开药，他把脉非常精准，几乎是反射动作，当下是什么脉象，便把药开出来，都是单一经方（少数有时方），随即对病人产生疗效。我上过他几次课，跟诊过一次，也彻彻底底读过他有关伤寒和金匮的讲义，他当然也有盲点，

---

① 唐由之（1926— ）中医眼科专家。中国中医科学院眼科医院名誉院长，主任医师、教授、研究员，博士生导师。在继承和发扬中医眼科金针拨障术和睫状体平部的手术切口研究方面成就突出，发明了"白内障针拨术"，为全国名老中医药专家学术经验继承工作指导老师、首都国医名师、国医大师。

然而对我来说，他已经是我接触的当代医家里最接近张仲景的一个人。他对经方的体会，海内外无人能及。

（四）神乎其技的吴义发医师

淡水吴义发医师也是如此，他把脉几分钟后，竟然可以将癌症患者肿瘤的部位与大小清楚地描述并绘于纸上，若非亲眼所见我还真不敢置信。我曾经很期待和吴义发老师学习，他允许我跟诊过一次，但后来由于吴老师的私人原因，无法再收学生，对中医的传承来说，实在是一件憾事。

（五）宫廷派医生：张正懋

台湾还有一派中医师我且称之为"宫廷派"，最典型的代表便是张正懋医师。一九九五年我曾跟他学习，张医师感慨地对我说，以前他出诊门庭若市，现在早上出诊可能不到十个人。过往他十个病人可治好七八位，等到名声越大，十个病人可能看不好两三位，为什么？因为之前病人太多，到最后愿意留下来候诊的，都是重症病人，治愈率就不是那么高。病情轻的病人不耐久候，便不再来看诊，张老师觉得这就是从门庭若市到门可罗雀的最大原因。

张正懋老师的方中看不到"泻"药，一定是人参、地黄、山药、黄芪等各贵药材，这是宫廷派医生的特色，药方不复杂，却多为"补"药。来看病的人都很安心，觉得吃这些药可以延年益寿。疗效如何？有一定的疗效。能不能治病？这是见仁见智的问题。过去虚证的病人很多，用这种补法很有效。

（六）中医高等教育传承：马光亚老师

张正懋老师这一派宫廷系统的中医师，又和马光亚老师的温病学派不太一样。修养斋、马光亚、张正懋三位中医师，分别在推广中医教育方面形成不同层面的影响。修养斋是几位医生中辈份最高、医术最为精妙的，然而战乱时期他与死神擦肩而过的经历，深深烙印于心，一直想着移民。晚年时他觉得有些可惜，六七十年代自己名气非常大，学生很多，可是后来学院派的中医师却都不是出自他的门下。马光亚老师则完成了这个任务，投身中医高等教育体系，培育英才。张正懋医师则是在公共卫生领域发挥过重要作用。

二、经方家与御医

经方家几乎从来不进入宫廷为皇家服务，某种程度上来说经方家是为广大民众服务的，他们用的药材最便宜，也最常见。药方非常简单，疗效也快，甚至用毒药、泻药皆无禁忌。历代皇家太医院绝对不会开大黄、附子等泻（毒）药，绝对是鹿茸、人参、阿胶等补药。泻药若出现在方子里，岂不吓坏皇亲贵胄，然而鹿茸、人参、阿胶在经方里面却只是配角。经方中最重要的药不管是治太阳病的桂枝、麻黄，阳明病的大黄、芒硝，少阳病的柴胡、黄芩，太阴病的厚朴、白术、茯苓，少阴病的附子、干姜，厥阴病的当归、细辛，都跟宫廷派的交集很少，尤其是大黄、麻黄、细辛等药，太医院是绝对不敢用的。由于用药的方式差异极大，也成为历代经方家不愿进入宫廷担任御医的原因，因为一定会受到同僚排挤。

清代最有名的经方家黄元御就曾受到排挤。乾隆十五年（1750）四月，黄元御北游至京，正好乾隆生怪病，众御医束手无策，经举荐，黄元御入宫作侍疾，结果药到病除。乾隆亲书"妙悟岐黄"，褒奖其医术，从此黄元御开始了御医生涯。

黄元御几乎没有留下在北京生活的记载，以我的解读他一定受到排挤。太医院对于皇亲贵胄的医治，每每是由四位御医把脉后，商议表决，哪一种治疗方案同意者多，便用哪一种。黄元御的看法在每一次讨论表决后绝对是输的，以他的经方功力，其他太医完全不能体会。虽然屡获重用，但人生最后八年，黄元御在行医与著述①中积劳成疾，溘然长逝。

我相信黄元御一定悟出了仲景心法，他研究易经数十年，过世前一年撰写了《周易悬象》，将周易经文重新编排，结合经方医理，并详加批注。整个经方的传承和《易经》是完完全全相关的，这在我们后来的科学研究中也得到证实。

我想太医院太医并非不能领略这一体系，而是政治因素使然，由此也影响了整个中国的知识分子和医家。想要在宫廷生存，除了医道，自然要懂得为官之道。经方家通常没办法适应，他们追寻的常常比较接近于真实的真理或者医道，专研医道已极耗费心神，哪有力气再去应对官场文化呢？

---

① 黄元御在太医院任职的八年期间，著作丰硕。乾隆十八年（1753）著有《四圣心源》十卷、《金匮悬解》二十二卷、《长沙药解》四卷，乾隆十九年（1754）著有《伤寒说意》十一卷，《素灵微蕴》四卷、《玉楸药解》四卷，乾隆二十一年（1757），即其去世前一年著有《道德经解》《周易悬象》。

三、历代医家困惑的源头——《伤寒论》战乱散佚

在张步桃老师的启发下，我才明白伤寒经方不是只能用在北方寒冷的地方，在南方夏天也可以使用。也多亏张步桃老师我才能从如同无字天书般的脉诊仪中看出其与经方的关系。

在张步桃老师开的药方里面，第一个一定是经方，第二个就是时方（宋、元以后出现的方），然后再加三到五味药，通常是三味药。细看药方比重，会发现单味药的比重都比前面的经方、时方要高。在张老师的门诊患者中，疗效不是来自经方的作用，而是单味药。补时方的做法也并非张老师所独创，北京中医药大学刘渡舟教授开方也是如此。刘教授开方也是先开一个经方，再开时方，然后再开单味药。

从张国养老师那里我学习到，原来经方可以使用得那么简练。后来知道上海包氏医宗包识生与包天白两位医师，他们使用经方也不敢随意加减，一定尊经，绝对不会在经方的组合之外随便添加药物破坏结构。他们将《伤寒杂病论》视作是一个完整、系统的指引，

脉诊的秘密

也体会到张仲景是在做同《易经》一样的事——将万事万物归纳成三百八十四种条件。岐伯黄帝以如此之法来认识世界，以简驭繁，如同统计学，把坐标缩减下来，因而可以处理复杂的状况。

那么为什么张步桃老师和刘渡舟教授两位经方家会如此开方？和张国养老师只开单一经方不同呢？我隐约猜到缘由，但处方源头的不确定才是其中最大的原因，千年来中医发展传承的历史也从此展开。

（一）三国战乱原书散佚，已失传承

张仲景成书后，遇三国时期动乱频繁，原书散佚，历代朝廷或医家掇英拾翠，力求恢复原貌。西晋太医王叔和搜集整理，编纂而成《伤寒论》。接着政权更替，世家大族避乱南迁，许多医家亦迁至江南。唐代名医孙思邈在写作《备急千金要方》（成书于 652 年）时曾感慨"江南诸师秘仲景要方而不传"，并努力搜集仲景诸方，直到晚年方成书《千金翼方》。

我们从孙思邈在《千金翼方》中更改了张仲景书的体例，便知道他不懂经方。张仲景《伤寒杂病论》的体例是"每一方剂条文标示一组药理矩阵，并对应一组可以以脉理呈现的病理矩阵"。《千金翼方》的体例则是以疗效来区方，譬如说治疗痔疮的方，罗列十几条，孙思邈认为这些对痔疮有帮助，便都收录。但孙思邈忽略了张仲景"方"的意思，"方"对张仲景来说有方位之意，因而用青龙（东）、白虎（西）、真武（北）、泻心（南）来标示出东西南北的观念，用空间坐标来定位病理与药性。

（二）唐末战乱，伤寒杂病论再度面目全非

唐朝之后社会再度经历一次大动荡，从五代十国到了宋朝。北宋仁宗时发现《金匮玉函要略方》三卷蠹简，上卷为伤寒，中卷论杂病，下卷载其方。英宗年间校正医书局编纂《伤寒论》通行本，又称"宋本"或"治平本"，将《金匮玉函要略方》中卷杂病独立出来，编成《金匮要略》一书。

到了南宋，经由朝廷编纂的《和剂局方》《太平圣惠方》与《圣剂总录》，除了延续上述疾病大全与对应方剂的僵硬结构外；为了民间使用方便，更将许多经方中关键的主药更换替代。譬如，将理中汤的君药干姜换成茯苓而成四君子汤，将芎归胶艾汤之内的阿胶、艾叶去除而成四物汤，将肾气丸去除桂枝、附子成了六味地黄丸。这样的改动虽然缓和了方剂的作

用，避免了在诊断不精确之下造成严重而立即的不良反应，却也失去了经方迎刃而解的精确疗效。

（三）历代医家补其不足

即使由朝廷动员编纂，《伤寒论》仍有不齐之处，于是后世医家纷纷穷自身之力，补其中之不足。少了"太阴病"与"霍乱病"篇，就出现金元医家李东垣的《脾胃论》。少了"温病"篇，就出现明代吴又可的《温疫论》，清代叶天士的《温热论》、吴鞠通的《温病条辨》。《桂林古本》中提到的温病发展完全与《内经》相符，以很少的条文完成了整本《温病条辨》要达到的目标，这部分的临床实证我们已完成。

至清代乾隆年间，由太医院右判吴谦主持编撰《医宗金鉴》，以宋本为主，参考了二十余家的注疏，将宋本条文矛盾不一致处一一删除，并加以修正后颁行全国，这也是目前最通行的标准版本，又称医宗金鉴版。

在刚刚过去的对中医学发展依旧严峻的百年间，幸而仍有黄竹斋中医师在一九三四年抄写的《桂林古本伤寒杂病论》（白云阁藏本）让医圣绝学继续传承，也才能于承平之时，由科学家研究出隐藏于中医之中的"科学"密码。

长期虚弱无法出门，直指病根治疗

初次看诊时郭医师直接告诉我，病根在于子宫寒气太重，脉象太乱。一个人体内竟然出现多种脉象，真的已是很严重，不可以再拖延。

我心里很感动终于有个医生能懂我的真实痛苦，他感受到的正是我的实际情况。过往看中医的经验，大多是给些养脾胃或治伤风的药。总是服了药后没有特别的改善，依然虚弱无法出门。

初次服药后，子宫虚寒症状在药物的推动下，病气发出，重坠到只能再次卧床休养。好转反应令身体极度不适，但我还是咬着牙撑下来了。经过一年的调理，虚寒没有胃口的体质也有了显著改善。这次就诊经验和以往完全不一样，郭医生绝不是头痛医头、脚痛医脚，而是直指病根，重新调整人体失衡的脉象，令病灶无所遁形，但需要病人的信任与耐心配合。

常常在诊所听到初来看诊的病人问医生很多问题，

脉诊的秘密

大多是不解服药后身体变化的好转反应，总期待症状马上消失。我觉得病弱的人更要为自己的健康负责，好转的过程需要耐心观察身体、让症状发完，才能排出多年湿寒。这不是一帖药可以完成，需要持之以恒地改善饮食和生活习惯。

谢谢郭医师给我这个机会写出自己的感受。也祝福每位读者都能从书中得到正确的知识，理解郭医师在中医里参悟到的奥妙和大智慧。

（韦如）

医师按：还记得韦如第一次来看诊是在夏天，全身包得密不透风，像把棉被穿在身上，脸色晦暗。韦如的身体状况是西医所无法理解的，寒气已经不只在十二经络，而是进到奇经八脉，所以脉象中的第二谐波才会异常偏亢。

头痛多年无解，脉诊仪精确诊治改善

十多年前我开始接触中医。长年困扰我的头痛看遍各大医院依然无解，朋友建议我何不试试中医，我带着不太信任的心情看了中医。当天晚上吃下第一包药，早上起床，我不禁流下感动的眼泪。头痛减轻很多，这是吃西药从未有过的感觉，从此，中医成为我生命中的主要医疗选择。

之后几年，只要身体不适，我便直接求诊中医。看的中医诊所越来越多，心中的疑惑也越来越大。逐渐发现吃下医生开的中药，对于症状改善时好时坏，有时甚至越吃越不舒服。到底是哪个地方出了问题，于是有一段时间我不再看中医，可这样的疑惑却一直留在心中悬而未解。

随着工作繁忙，头痛的问题又不得不让我再次寻访中医。经朋友介绍，得知郭医师以脉诊仪看诊。半信半疑间来到诊所，经过脉诊仪量测与诊断，我又再次眼泛泪光，症状改善比之前更好。可是先前的看诊经验，让我觉得医生或许只是凑巧开对药，要不然就是脉诊仪的数据真的能帮助到医生诊断。接下来我多次进出诊所验证，在每次不同症状的治疗中，改善程度都很好，才让我重拾起对中医的信任。

除了感谢郭医师本人之外，郭医师所建立的脉诊医疗模式，个人认为将是打开中医通往未来的重要钥匙。除了医生的医术之外，再搭配脉诊仪的科学数据做出诊断，将大大提升中医医疗效果。希望这样的诊疗方式可以逐步推广，造福更多民众。

（张立人）

医师按：病人不希望医师看病是靠猜的，特别是在紧要关头，更容不得丝毫偏差，也因此中医科学化研究以及发展客观工具，不管是对病人还是医生，都是有极大助益的。

追随中医大家——传承与经方

第三章

第四章　《桂林古本伤寒杂病论》：两千年前中医学智能系统

　　每逢流感肆虐的季节，病人常会问我需不需要打流感疫苗，我会说你们找我诊治，可以不用打疫苗，可是其他人需要打。为什么呢？因为通常你们感冒还没发作，我就先帮你们处理好了。一般人很难理解，为什么医生可以事先处理好。这件事想说清楚确实很不容易。

　　简单来说，"桂林古本"里有一百一十三个伤寒方，事实上就是告诉你感冒至少要分一百一十三种。临床最难的部分便在这里，为什么我擅长处理感冒并且乐在其中，就是因为我已经完全掌握了其中的变化。

　　治病的时候，我不但掌握了你的病证当下如何，而且也清楚明白开方之后，未来你的病证可能会往哪里走，我又该部署何种药来预防。有时候病人看完病之后，等待取药时忽又匆匆跑来对我说，刚刚忘了提起什么症状，我常常会跟他说"我知道了，药里已经加了"。这是汉医苑诊间的日常，也是我运用脉诊仪展开与经方体系联系与整合研究的研究室，更是对散佚的《伤寒杂病论》进行现代化发掘的考古现场，是我重建经典并确信"桂林古本"为真的实验室。

"桂林古本"为东汉张仲景所著《伤寒杂病论》第十二稿传世抄本，一直未见于世。直到清朝末年，张仲景六十四世孙张绍祖，传书于其徒桂林左盛德，左盛德再传其徒罗哲初。一九三四年罗哲初借予黄竹斋抄写成《白云阁藏本》（略称《白云阁本》），一九三九年由张伯英资助印制才得以流通。

赖鹏举医生是台湾最早的"桂林古本"研究者与推广者，其提倡以西医方法及仪器检验，再以中医思想诊断治疗。赖鹏举医生于一九八三年成立"整合医学研究室"，出版《整合医学导论》，发行《整合医学杂志》，并定期举办读书会与研讨会，邀集各方研究者对"桂林古本"进行深入讨论与探索，并参考广西人民出版社一九八〇年版本，严谨校正"桂林古本"，于一九八六年发行《桂林古本伤寒杂病论》繁体字版。

第四章

《桂林古本伤寒杂病论》：两千年前中医学智能系统

一九九三年我读大学六年级时，初次惊鸿一瞥整合医学研究室发行的"桂林古本"，但当时我中医资历尚浅，并错听学长说其是伪本而失之交臂。一九九八年学弟王基宗医师以"桂林古本"问惑于我，方才仔细研读，手不离册三天之后，我告诉学弟此应为真本。

张步桃老师了解经方的神奇，开始提高经方的地位，但也没有使用"桂林古本"，大部分医生受限于科学工具的限制，无法看到经方有如傅立叶分析一样的位置，可以成为未来新一波医疗科学的基础。

在我们运用脉诊仪与经方相互验证的研究中，发现张仲景看到的世间所有的现象，和《内经》、脉诊仪看到的所有现象，都是物理层次的病，或者说是波上的病。在过去尚未有充分的数学工具出现时，是无法理解中医在波（频率）这一层面看到的病理的。对比西方医学看到的是实际的物质（波已经变成粒子），然后以化学层面显示出来，西医反而是比较好理解的。

一、医圣张仲景的意图

想看懂一千七百年前医圣为我们揭示的中医学奥

秘，得先认识两百五十年前的法国数学家傅立叶（*Jean Baptiste Joseph Fourier*，1768—1830）。

傅立叶所推导的"傅立叶级数"，与他后续扩展的"傅立叶变换"，推动了二十世纪新科技的发展，因其化繁为简，从声学、光学、电学、统计学、密码学，到天文、气象、通信、金融等，几乎所有你能想得到的领域它都能派上用场。

一八〇七年，三十九岁的傅立叶向巴黎科学院呈交了他的论文，推导出著名的热传导方程式，并在解方程式时发现解析函数可由三角函数构成的级数形式表示。他的论文审查委员由拉格朗日（*Lagrange*）、拉普拉斯（*Laplace*）、蒙热（*Monge*）等知名数学家组成，傅立叶的论文尽管受到委员们的重视，但当时的数学理论进展尚无法完全证明傅立叶级数理论的严格性，因此他的老师拉格朗日与拉普拉斯也持保留态度，造成他的论文一直不能发表。直到经由年轻一辈杰出数学家的不懈努力，如泊松（*Poisson*，1781—1840）、柯西（*Cauchy*，1789—1857）、狄利克雷（*Dirichlet*，1805—1859），傅立叶的研究才得以重见天日。

傅立叶的研究领先时代一百多年，时至二十世纪傅立叶级数与傅立叶变换仍支撑着当时的数字科技。傅立叶的研究如此重要，连当时的数学大师都曾怀疑它是真是假，更何况他挑战了人类的惯性——眼见为实的物质主义。如同在十六世纪时，你若说地球是圆的，百分之九十九点九的人不会相信。而傅立叶研究所撼动的是从粒子图像到波动图像的典范，傅立叶分析简单来说就是在时间域看见的一件事，便能够在频率域找到它的对应。

张仲景究竟做了什么事呢？"如同"西方之傅立叶级数，"如同"东方之《易经》。他看到一个脉象，对应到一个病证，然后对应到一个药方，药方由矿物、植物、有情血肉之品构成，也就是说万事万物都可以对应到我们说的病证与脉象。如此三重的对应，和傅立叶所做的时间与空间的两重对应，几乎有异曲同工之妙。但我们不要忘了张仲景可是一千七百年前的人，而傅立叶是两百年前的人，如今我们有科学工具如脉诊仪的辅助，并能运用傅立叶分析来发现中医的秘密。然而，我们真的愿意相信吗？

脉诊的秘密

二、验证"桂林古本"的完整体系

如何了解张仲景的意图与想法，最容易的方法就是理解张仲景"用药理讲病理"，这也是王唯工教授教我的心法。我之所以说"桂林古本"是真，是因为大部分的药方我都在临床上用过，尤其是那些在"桂林古本"中才出现的方。特别是像鳖甲煎丸或者大黄䗪虫丸，用过之后才能明白，张仲景处方的基本逻辑是多么严谨，才会有那么好的疗效。

此外，我们已经有了一个客观的科学工具脉诊仪可以明确验证，当我们设定了基本条件，使用书中方剂治疗病人，病人是否会呈现客观的改善——不只是症状改善或者是其他西方医学条件下的改善，脉诊仪本身就能建立起一个评估验证的系统。将脉诊仪运用到临床，对于整本《伤寒杂病论》在药、方、脉上的理解，是我们能够评断"桂林古本"是真是假一个关键的条件。

另一个理解的切入点则是《易经》。张仲景继承了东方《易经》的智能系统，他在《伤寒杂病论》中将数十万的临床案例，以《内经》结合《易经》的系统呈现，于是各种病症都可以在这一系统中找到治疗的思路与对应的药方。

（一）以药理讲病理

我们一直认为病理本身很复杂，无穷无尽，于是想通过不断的研究归纳出疾病现象，希望能接近病理的实质。然而，疾病现象从某种程度来说，是我们对于现实世界可以理解感知的状况，电气工程学称它们是时间域的现象。但有时候时间域的现象，由于信号本身的周期比较长，因而分辨不出此时的信号进展到什么样的状态，但是当我们将信号转换到频率域时，便能非常清楚地看到完全不一样的现象。在频率域的现象，以症状来分辨很困难，若是以药理来看就很容易显示出来，也就是从药理层面很容易做到"归经"的部分，以症状来理解反而没有办法那么清楚。

以便秘为例，光从患者主诉症状来看可能都很像。然而便秘的发生，可能有之前种种因素的累积，比如病人有肝火比较旺的体质，于是很容易燥气过剩；或者也有可能是外感侵入，肠胃功能受到影响等因素。西医处理便秘的症状只分三级，也只有三种药，第一种是促进肠胃蠕动的药，即所谓的缓泻剂；第二种就是急性很强的泻剂；第三种是最强的泻剂。中医处理便秘，光是大黄就有二十几种变化，对应不同的经络而有不同的作用，甚至若伴随外感，可将大黄与桂枝并用，也有很多不同的配伍方法。

张仲景就是想透过药物来告诉我们，如何借由方剂以及用药的方法来解决病证，更重要的是用方剂来归纳病证发生的条件。这些发生条件在整本《伤寒杂病论》里面，尤其是在"桂林古本"里，我们看到的是完全一致的。在"桂林古本"中多出来的方，里面药物的作用绝对不会发生矛盾的现象。甚至你透过"桂林古本"可以排除掉很多在宋本《金匮要略》中有疑问的方。

譬如宋本《金匮要略》中的薯蓣丸、大续命汤、小续命汤，这些在"桂林古本"中看不到的方，大部分都可能是错的。也许有一些人会说是"桂林古本"没有收录到，你可以反过来看，比如说鳖甲煎丸，"桂林古本"用了七味药，宋本及《金匮要略》中则用了二十三味药，可见宋本的方肯定是有问题的。

我们可以肯定地判断，经方的关键在于平衡十二经络的气血虚实，因此经方的组成必然是精简且环环相扣的，以避免不同药物在同一经络上的相互干扰，进而才能营造出整体气血分配平衡的大环境。以最单纯的针刺配穴来实施治疗，十二针即已布满全部经络，再多下一针就必须考虑对整体的影响是否会画蛇添足了。

同样的道理，大部分药物的作用都涵盖数条经络，十二味经方的药物大致也已满位，十二经十五络都能牵动。所以经方中最复杂的乌梅丸与大黄䗪虫丸，都是由十二味药物组合而成的丸剂而非汤剂，就是为了避免过多药物一起熬煮而产生化学变化，与芜蔓庞杂的药物配伍形成干扰。

又有人说乌梅丸是三个方合在一起，虽然乌梅丸看起来有三个方的影子，但绝不是把三个方凑在一起，在剥丝抽茧之后，会发现它仍是只有一个方。也就是说如果把三个师合在一起变成一个军团，那么它是把三个师打散后重新调度，再组成一个新的军团，这时已经不是三个师，而是一个军团了。但这样的观念一般的经方家很容易忽略，因为要做到这样思考实在是太难了。

宋本《金匮要略》中很多方都是超过十二味药的，

更何况宋本药方里面的药在药理上本就是互相打架的。张仲景绝对不会把治厥阴病的当归跟治少阳病的柴胡放在一起，理论上如果柴胡和当归可以放在一起，他应该会把它们放在一起，但他就是没有这样放，也就是说这两个药不应该出现在同一个方里。理解了张仲景的体系，便可以排除掉很多有疑问的方。

（二）二十多年以脉诊仪临床验证"桂林古本"

从"桂林古本"中统计出来的，光是治疗感冒使用到桂枝的方，便有八十一种，也就是说一位中医若想治疗感冒，从太阳病到厥阴病，他要懂得桂枝的八十一种变化。若是没有现代科技的辅助，要计算至如此精确将很耗费时间，也很容易出错。我二十多年来与脉诊仪共处，验证"桂林古本"于临床的岁月，深深体会到医圣建构体系的苦心造诣，让疗效可以预测、可以评估。现在我已不再是一位困惑的经方家，我开的方通常都很简单，比对分析脉诊仪测量出来的信息，张仲景说开什么方，我就开什么方，几乎都是单方，加减不会超过三味药。

1. 不间断积累临床病例

我刚开始使用脉诊仪看诊时（同时辅以把脉），

常常看完门诊晚上回家便睡不着觉，脑中一直思索看不懂的病例。对我来说治好病是应该的，所以我从不记得治好什么病，只记得看不好的病人。我随身携带"桂林古本"，一有空便翻阅。看不懂的病例便问自己，如果是张仲景，他会怎么做，这本书都被我翻烂了。

为了用脉诊仪验证"桂林古本"，我每周只敢休诊一天，就怕万一错过一个病例，一周少一天就会少掉好多病例。从开始看诊以来，我每个月大约看一千个病人，一年能看一万二千至一万五千人次，到现在二十多年，累积了二十五万至三十万笔脉案。这些脉案让我一步一个脚印，渐渐读懂《伤寒杂病论》的意图。某年台北冬天天气异常寒冷，骤变的天气肆虐之下，出现了许多三阴病的临床案例，帮助我确立了太阴病、少阴病、厥阴病脉诊病理的客观特征。这些病例原本只偶尔出现在春夏两季门诊，由于病例不够多，一直无法下定论。这样的事实，也间接证实《伤寒杂病论》并非只限于北方与寒冷的环境，在湿热的台湾也一样适用。

二〇一七年我则弄懂了"疟病"，《内经》说"夏

脉诊的秘密

伤于湿，秋必病疟"①，我一直很奇怪哪来那么多疟病？疟病超过一个月必有疟母，宜鳖甲煎丸。结果丁酉鸡年岁运"少阳司天，阳明在泉"②，到了秋天都是疟病。疟病是什么？《内经》或是张仲景的定义就是身体感觉忽冷忽热，后来我们把得了疟疾称为"疟病"，事实上疟疾只是疟病的一种。那么疟病患者究竟多不多呢？使用鳖甲煎丸的病人都那么多了，更何况其他得少阳病使用柴胡剂的病人，在这个时候都是"疟病"。

2. 脉诊仪帮助确立统计意义

以前没有工具时，若病例不够多，我便注意不到。

---

① 师曰：疟病其脉弦数者，热多寒少。其脉弦迟者，寒多热少。脉弦而小紧者，可下之；弦迟者，可温之；弦紧者，可汗之，针之，灸之；浮大者，可吐之；弦数者，风发也，当于少阳中求之。问曰：疟病以月一发者，当以十五日愈，甚者当月尽解，如其不差，当云何？师曰：此结为癥瘕，必有疟母，急治之，宜鳖甲煎丸。

【鳖甲煎丸方】鳖甲、柴胡、黄芩、大黄、牡丹、䗪虫、阿胶。上七味，各等分，捣筛，炼蜜为丸，如梧桐子大。每服七丸，日三服，清酒下，不能饮者，白饮亦可。（见《桂林古本伤寒杂病论》中医整合研究小组版，第十三卷"辨疟病脉证并治"）

② 见宋朝《圣济总录》岁运。

有了脉诊仪的好处就是，当一两天或是两三天内出现十个病例，你会开始留意，到了三十几个病例，就会产生统计学的意义。对于一位医生来说，不能看太少病人，若想得到有意义的 N 值，短期内很难累积到具有统计学意义的数据。只有超过百分之三以上的变化，才能看到，更明显的变化则是百分之五，即如果数量达到一百个人，没有五个人有差别一般就看不到了，这就是科学方法。我相信张仲景看过的病人应该比我更多。在这漫长的过程中，我除了感谢病家，更加感佩医圣的旷世奇才，将上天好生之德落实在寻常人间。想看懂一个病，还得依随天干地支五运六气，历经时间淘洗。

3. 治疗效果有指标可以预估

当病人对我说他吃了我开的药以后如何不舒服，我通常会再确认一下我开的药会造成什么样的反应，若发现不是药效造成的，便询问病人是否有什么事情没有如实交代。由于使用脉诊仪可以对应出客观实证的病理，因此我们另有一个指标来衡量治疗后是收敛还是发散，病情有没有改善。

在我的诊所，看诊的过程很像科学家在寻找答案。

如果是我这边出错，例如有时候工作人员没配好药等，我们一定用行政方法严格要求；我们也很像解数学题一般，只要病人发生任何不适的反应，我们能很快地知道原因，通常只要病人愿意配合，很容易找到原因在哪里，通常十有八九都是没有忌口。

（三）传承《易经》的东方智慧

千年来《伤寒杂病论》虽然断简残篇，却依然影响着中国、韩国、日本，甚至于东南亚地区都有中医，这是中医体系最令人佩服的地方。《易经》如果只剩下半本，我想大概没有人卜卦会准。《伤寒杂病论》也只剩下了半本，竟然还可以处理一定的疾病，历代还可以出那么多位名医，这就是张仲景构思这本书伟大的地方。

张仲景掌握了《内经·素问》的微言大义，归纳出百病皆生于风寒暑湿燥火（六气或六淫），从这里下手，即使后来中原战乱遗失了半本，后辈还是可以从源头来处理，甚至有人只会桂枝汤、大小青龙汤三个方，就像程咬金三十六式只记得三招半，依然可以治疗一定的疾病。

时至今日，我们有了脉诊仪的协助，加上二十多年来积累了足够多的临床案例，已经能够把整本"桂林古本"以人工智能系统仿真出来，这些用药规则存在于《神农本草经》中，严谨地体现在"桂林古本"中。依据张仲景提出的脉象模型，对应每一个病证，当下只有一个方，不会有两个方。

整本《伤寒杂病论》如同《易经》有三百八十四爻，是一个完整演绎万事万物的系统。它首尾相顾，环环相扣，是一个如环无端的系统。在计算机理论中称为一个循环或者一个回环。在这个体系中有起就有落，如同一个波，它一定有正的振幅，也有负的振幅，结构上一定是对称的。

1. "伤寒"与"杂病"不可分割

《伤寒杂病论》前半部"伤寒"谈外感，很像《易经》前三十卦与天地定位有关（从干卦、坤卦开始到坎离卦），也就是外因。后半部"杂病"的部分，就像下经三十四卦（从泽山咸卦开始到既济未济卦），加入了人的情感或人为因素进来，变得更加复杂。后人将《伤寒杂病论》拆成"伤寒论"跟"杂病论"，便是没有看到《伤寒杂病论》本身就是一个不可分割的整体。

《伤寒杂病论》之"伤寒论"中提及如何处理外感。外感就是所谓的"六经病"（太阳、阳明、少阳、太阴、少阴、厥阴），以六经的方法来处理。外感在急性期大部分的诱因都跟风寒暑湿燥火（六气）有关，也就是外因。

外感没有处理好，过了急性期之后，就进入非急性期，在慢性发炎的过程中，转变成"杂病"。张仲景以杂病病例的方法来处理，也就是分五脏六腑的方法来处理。这时候病气回到了五脏六腑，与六经依然有关，却呈现出更为复杂的状况。

为什么会变成杂病？通常都是在治疗过程中人为的干预与七情变化而成坏病，特别是日积月累的错误治疗，更为主因。好比台风登陆离开之前，这是急性期，就像是外感。等到台风已经走了，台风过境造成各地泥石流或是破坏的环境，这部分就是杂病。急性期来得快、来得急，总有一段可以预期的时间。但是一旦前面没有处理好，等到灾后阶段，则需要更长更久的时间来复原，有些状况在急性期没有得到好好处理，接下来的病气变化将更难掌握。

2. 临床辨证如《易经》的抽爻变卦

我们常以能运用方剂的多寡来衡量一位经方家的

医术。张国养老师在门诊中会用到的经方大约有一百多个，他的学生大约用到四十个，会用四十个经方的诊所便可门庭若市。我在长庚大学研究所演讲时，询问在场的上百位硕士生与博士生后做了一个简单的统计，会用五个方，每个人都举手；会用三十个方，现场不超过二十人。

更精确点来说，跟诊张国养老师的学生掌握了五十个经方，也不能保证老师每次辨证都是对的，若不再去跟诊，更加不知道另外五十个方怎么用。张国养老师由于把脉精准，他依脉象分证开药，大概可以用到一百多个方，然而他也不是一百多个方都用得对。

一位医者即使娴熟《伤寒杂病论》中一百个方、两百个方，若是不能整体认识张仲景《伤寒杂病论》的模型，明白所有方的成分不能随意加减，所有方的组成在整体的模型皆有其用处，便还是未读懂张仲景的心法。就像《易经》的抽爻变卦，就是告诉你每一卦之间都是相通的。它们之间可能差一个爻、两个爻，顶多差三个爻，都是邻居。好的易学家跟好的医家都具有同样的才能，都能细腻辨证，分清楚所有爻跟卦的关系。

脉诊的秘密

临床上必须非常小心谨慎地分析十二经络和脏腑虚实，"勿虚虚，勿实实"。"勿虚虚"既不是"整体"的勿虚虚，也不是整体的"勿实实"。是每一爻，是每一个"经络"的勿虚虚、勿实实，也就是十二经络，又分气和血，都不可以犯错。必须诊断到如此精细，才是张仲景谆谆教诲我们的地方。

当你不小心做了一个错误判断，辨证可能会从太阳病直接跳到厥阴病。张仲景的诊断异常精密，这是整部《伤寒杂病论》最难的地方，以及它为什么可以用来处理急性病症的原因，早在一千七百年前医圣就已经把这些条件建构完成。

甚至张仲景写"主治"和写"宜"，也代表着两种不一样的治疗条件。好比桂枝汤"主治"和"宜"桂枝汤不同，"主治"表示非常肯定，"宜"则是你可以用这种方法来处理。从这里也可以看出医圣的严谨以及《伤寒杂病论》结构完整的地方。

现在我使用脉诊仪大约会用到两百多个方，只要我用过是对的，之后再用都会正确，不会再错，这就是"科学"，以脉诊仪建构出来的实证病理。

三、"桂林古本"真伪之争

宋本《金匮要略》中出现的错误，在"桂林古本""长沙本"里就没有出现，也就是说"桂林古本""长沙本"中的药理是一致的。在方剂跟药理一致的情况之下，无论是"桂林古本"之前出现的药方，甚至是没有出现的药方，依然可以透过上述方式去解释。"桂林古本"与《神农本草经》和所有的本经，基本上主治都是吻合的。"伪本"能够拥有如此完美一致的药理条件与病理条件，除了张仲景之外，几千年来应该无第二人可以做到，这就是我跟王唯工老师一致认为"桂林古本"是真本的最基本理由。

有人从训诂学角度评说"桂林古本"体例不符，或者认为它比例不均……，有这些争议是必然的，我们若不是有脉诊仪的辅助，以病理、药理和实证研究加以佐证支撑，也难以如此确信。

1. 王雪苔教授对"桂林古本"存疑

令我感到最遗憾的是王雪苔教授也对"桂林古本"

存疑。他以陶弘景《辅行诀脏腑用药法要》①　是真来论"桂林古本"是假。《辅行诀脏腑用药法要》中许多方剂来自失传的《汤液经法》，还有一说张仲景《伤寒论》中的方剂也源于《汤液经法》。陶弘景是南朝宋人，张仲景是东汉建安年间人。这样的推论小看了张仲景所处的年代，当时的中医经方系统已经积累到非常完整的阶段，并不是只有原始及简单的数据，持此论者显然忽略了"桂林古本"的完整性。若从临床上来看也能了解其中的差异，陶弘景书中的几个方，拼凑程度太明显，不见得是《汤液经法》里的。

　　王雪苔教授也曾由于《辅行诀脏腑用药法要》的来源问题，怀疑这本书有造假的嫌疑，经过内部讨论，觉得它还是有价值的，于是把它保留下来。然而到目

---

　　①　据说一九〇七年，法国探险家斯坦因在敦煌莫高窟发现许多古书卷，委由莫高窟道士王圆箓装箱，准备运回法国，王道士受人所托，随意抽出一卷医书暗藏，此卷即《辅行诀脏腑用药法要》。一九一五年为河北威县张渥南所购，传于嫡孙张大昌。中国中医研究院马继兴收集到据说是当时人默记下来的传抄件，整理成书，附于《敦煌古医籍考释》一书中，公之于世。此书经多方考证，绝非陶弘景所撰。其二，此书是否为敦煌文献也存疑。其三，此书为伪书的可能性很大。

前为止对于"桂林古本"，依然没有专家敢去评断其是真是假。经方大家刘渡舟教授也认为"桂林古本"是伪书，写作时间不会早于明清二代，是由后世伤寒派医家增补伤寒论条文而成。

张国养老师虽不说其是真，但至少会拿其中他有心得的药方教学生。更不用说赖鹏举医师，他透过读书会以校刊形式发行、研究推广"桂林古本"，还有其他研究《伤寒杂病论》的医生，通过各种数学方法，想要了解"桂林古本"背后的关键条件。

2. 不适用东南之地

经方的另一个困境，在于大部分人说经方不适合东南卑湿之地。回到张仲景最根本的诊断治疗，《伤寒杂病论》是从平脉篇、病脉篇开始的，即从脉来看才会看到这个系统的完整性。透过脉诊仪的临床运用，可解答此一经方困惑。

3. 比宋本更具教育作用

"桂林古本"会不会比宋本好用，当然好用。"桂林古本"提示了太多以前宋本看不清楚的结构。《素问·至真要大论》中提及的六淫"风寒暑湿燥火"，"桂林古本"依据五脏做出治则和诊断，告诉你四气五味怎么运用，如何以这些方法来治病，脉证并治和方药等。历代以来，可有任何一本医书曾详细列出"至真要大论"六淫"风寒暑湿燥火"的治则吗？以及衍生出来的方法吗？这些治则的建构已经远远超越《伤寒杂病论》任何一个版本对中医学的教育作用，可见这些条件在张仲景之前应该就已建构起来。

若能仔细阅读"桂林古本"如何论述六淫脉证病治，如风病脉证病治、寒病脉证病治、暑病脉证病治里面的方和药，就算《辅行诀脏腑用药法要》早在张仲景之前成书，相信后来张仲景著书时也会予以修正。这就是我一直诉诸的角度，假作真时真亦假，反正就是真假难分。

东晋王叔和著有《脉经》，后世便有人批评张仲景之书只是"论"。从成书先后来看，王叔和可说是张仲景的徒孙辈，或有一说如刘渡舟教授认为王叔和可能是张仲景的弟子。王叔和编纂张仲景书的资料或许是从张仲景的学生处辗转取得，《脉经》与其说是经，倒不如说其是在张仲景《伤寒杂病论》的架构之上删减某些条文之后而成书。

首先，我认为两者条文接近程度太高。我曾经写过书，让编辑润过稿，甚至改动过书稿。我非常了解作者跟编纂者的角色是很难一致的。其次，两者体会的深度也不同，如果读了"桂林古本"，你会发现张仲景的意图已经不只是告诉你哪些方可以治哪些病，而是想告诉你如同《易经》一样的架构，他要告诉你的是整个治病的原理。

孙思邈是唐代的一位医家大师，他所著的《备急千金要方》中有五千三百个方，似乎可以治百病千病。而张仲景的书则将治病讲得非常扼要，他只用十六卷便把大部分的病交待清楚，他说见病知源，看完这十六卷，便能明白如何从这一源头去衍生出其他的做法。也即当你知道了治病的原则，就可以用这个原则去治疗书里面没有提及的病证，比如说癌症、某些精神性疾病，这些疾病都未在"桂林古本"里提及，但我相信绝对可以运用其中的原理来治疗。

无论针灸或者是方剂，如果只开一两味药，或者针一两个穴位就能够治好，便不用开那么多方，下那么多药，针灸那么多穴位。从源头来讲，还是辨证不够精确，诊断不够精确。无论是张国养老师，或者是我在临床的经验，病越重的时候，药开的就越少。就像打仗到了关键时刻，得把所有权力集中在一个人身上，让他充分发挥。若在危急之时，还用很多人监督牵制他，仗还打得成吗？

张仲景每个方最多不会超过十二味药，甚至只有一味药、两味药，他绝对不会用超过十二味药。人体只有十二条经络，当你懂得如何开药的时候，你便掌握了四气五味，便能让十二条经络都达到平衡。这样的治疗方法早在张仲景之前的一千年就已经完全体现，张仲景只是在这个基础之上将它建构成更加完整的系统。也正是这一完整系统，让一般人即使不能够理解，也依然能体会到医圣的伟大及其惊人的疗效。

如同使用《易经》你不会分不清现在是要用哪一卦、哪一爻。如果连哪一卦、哪一爻都分不清楚，你就不可能分清楚到底是否极泰来还是泰极否来。而在每一爻中，又决定了你是在泰的哪个阶段，还是在否的哪个阶段，其中的吉凶大不相同。就像临床上判断病人是处于病快要好的阶段还是病刚开始的阶段，两者看起来非常接近，但一个是否卦的底，一个是泰卦的头，中间的吉凶跟危险程度自是不言而喻。

自《内经》以来的中医体系，特别是脉诊利用经络循行，掌握了归纳法最关键的部分，把万事万物归纳到十二条经络，就像用十二地支概括地球上大部分的事物，以天干来概括宇宙中的事物，可以计时，可以当历法，可以用来算命，也可以用来看病。中医所谓的"五运六气"，就是在谈天干地支的变化、万事万物的变化。整个中华岐黄文化的"道"就在这里，万事万物都脱离不了天干地支。

张仲景掌握了从《内经》起始的"道"的源头，衍生出医易相通之处。医易相通在汉朝依然有所传承，可到了唐朝、晋朝，却几乎已经失去了。就这一层面来说，在王叔和写《脉经》的时候，他其实已经不能够完全掌握这个部分。

4. 发展中的版本

我认为"桂林古本"不会是伪本，只能说它是一个还在发展中的版本。从十三稿"长沙本"，我们又看到其比十二稿"桂林古本"更为完整。我相信那也不是最终的版本。如果让张仲景多活五年，他一定还会有更好的版本问世。从我的临床验证解读，其实"桂林古本""长沙本"已经相去不远，若是在临床上掌握好治疗原理，无论是用"桂林古本"去看病还是用"长沙本"去看病，差异并不会太大。

　　若真的看懂"长沙本"十几条的变化，便会更清楚整个结构，明白张仲景为什么要有第十三个版本。流传在民间的不只有第七版，常常有很多版本，既不是第七版，也不是第十二版，那可能是张仲景从第一版到第十三版之间散佚在民间的版本，就像张仲景孙子所说，每成一稿一定传遍全城，整个长沙城都传遍张仲景的书简。连如此身份和地位的人写的书都会失传，不得不感叹战乱的可怕。

　　我们这一代人若不把我们对中医的研究，透过教育系统，透过发达的媒体系统，将中医传承交待清楚，日后再想复原就更难了。

 诊疗手记

敏感体质得清晰诊断，用药剂量精确

　　郭医师是我最信任的医师。十五年来，从不孕、怀孕安胎到生子，郭医师治疗了我的严重孕吐，保住了我腹中的胎儿，在产后坐月子期间又调理我的身体。这一路幸好有郭医师的帮助，我才能安然度过重重

难关。

儿子感冒发烧、气喘、肠病毒、过敏……，完全靠郭医师开的中药得以康复。周围的亲戚朋友对我在怀孕期间和小孩高烧生病时，仍坚持吃中药治疗，感到质疑与担忧。

但是我完全信任郭医师，事实也证明郭医师的医术，以及用药之精准无人能比。能遇到郭医师，是我的福气，希望郭医师也能帮助您脱离疾病的痛苦！

（王庄）

医师按：王庄体质非常敏感，稍有不合适的能量或药物，她便会受影响。因此在治疗过程中，清晰的诊断、药物剂量的调控，皆必须非常小心。

根据气血虚实调整不孕，求子不难

婚后送子鸟一直无法顺利敲我家门，初期胚胎不健康自然流产两次，亲友推荐不少中医师，也到台大不孕门诊咨询检查过，明明夫妻俩身体健康，求子之路却异常艰辛。

二〇〇四年我经朋友介绍认识郭医师，初期看诊郭医师得知我听从西医建议打排卵针，立刻拉下脸，口气不太好："打排卵针之前的调养前功尽弃，又得重新来过。"我明显感觉到郭医师的不悦，但我心里也不好受：难道医生不能体谅病人的苦衷吗？求孕多年的我们，只要可以增加受孕的概率，什么方法都愿意去试！

回家后，情绪淡了，思虑变清晰。转念一想，医生大可以为了利益考虑去迎合患者，苦口婆心的劝诫肯定会吓跑不少病人，对医生来说并没有什么好处。放下心中芥蒂，我决定不再寻求西医帮助，专心在"当代汉医苑"调养。持续看诊一年左右，送子鸟敲了第三次门，这次不再送来"空包弹"，二〇〇六年，我们成为新晋父母，抱着怀中的大宝，满是感动。

因为信任郭医师，我们一家三口生病时"当代汉医苑"绝对是优先选择，长途的欧美旅游担心水土不服、就医不便，行前也会找郭医师拿几周的中药调理。二〇一五年暑假，一家人去英国旅游，夫妻俩吃了两周左右的中药，回来一个多月，我一向准时的月经没来，竟意外发现自己怀孕了。

一枝花的年纪还能自然受孕实属不易，也许是郭医师的中药、也许是天意，我开始开心养胎迎接二宝的到来。十个月的孕期以及产后坐月子全靠郭医师的中药调养，二〇一六年，白白胖胖的小儿子来报到，台大医院照顾新生儿的护理师问我："男宝宝非常白晰，有没有吃珍珠粉？"

"没有，我只有吃中药粉！"妈妈所言，一切属实。

"先生缘、主人福"，有幸和郭医师结缘十几年，是我们的福气。

（廖琇如）

医师按：习惯性流产的原因通常不是胚胎不健康，而是母亲的子宫循环问题所致。特别是当胚胎循环系统正要发育，（子宫）却不足以提供胚胎血液灌流，于是常于固定周数流产（临床常见在第六到八周）。特别是二次不孕的状况，若根据脉象、气血虚实加以调整，百分之九十可以治好。由于生第一胎时受月子风，没有去除风寒便开始吃补药，风寒留于体内造成循环系统问题，导致二次不孕，这就是中医着重坐月子的智慧。

脉诊的秘密

第五章　当代经方家的临床：外感与常见病症

一位好医生如果能够处理好外感，那么几乎大部分急性期的问题，都会得到最关键的缓解，不管是发烧，还是疼痛（甚至是牙痛）。很多人都会觉得牙痛是牙科的问题，其实那是中医最擅长的。

一、常见的外感

（一）牙痛

牙痛并非只是火气大，更精确来说这火常常是虚火，也就是说，它是因外感造成脏腑经络的不平衡所引起的。

治疗牙痛时，即使同时开出清胃火或清大肠经火气的药物，也一定要配合它归经的药物来处理风寒。

如果不处理风寒，通常牙痛也不会得到改善。急性期的疼痛通过经方治疗能立即得到改善，几乎是吃一包药，半小时内就应该见效。

（二）发烧

外感最关键的时刻就是发烧之时。训练有素的中医应该可以在急性期一天内让病人退烧，比如说我平常门诊都是晚上看病，如果此时介入，理论上应该在隔天中午前病人就能退烧。通常八成以上的病人，晚上症状开始加剧，在深夜时最严重。这种太阳病病人几乎占了门诊的七成以上。当然病人若到了厥阴病阶段，退烧时间就会比较久，但也不会超过三天。我治疗慢性病人的发烧，绝对在一周之内就可以控制住。时间拖得比较久的发烧病人，通常是被药物耽误过，特别是被退烧过。

人在发烧之时是疾病发展最紧要的时刻，也是免疫力动员之时，此刻最怕以不当的方法退烧，不当方法当然包括中西医的退烧药。事实上我治疗发烧的病人，给他吃的药也没有特别的不一样，若是平常服用三包，发烧的时候则服用四包，通常隔天中午前便会退烧，很少超过两天。

（三）疼痛

除了"发烧"之外，门诊最常见的就是"疼痛"。"疼痛"通常都是缺氧造成，从前同实验室的师兄鲍建国最近的研究发现，疼痛之处反而是一些"阿是穴"，或是身体在改善缺氧的状况。身体上出现疼痛点是因为身体想要改善缺氧现象引成的反应，只要给予正确的治疗，无论是针灸或者服药，疼痛都应该能够得到缓解。所谓"立即"，是指于治疗之后半小时内感到缓解，这是治疗疼痛最基本的反应。

1. 急性疼痛

若是由一些慢性病引发的急性疼痛，比如说结石，无论是胆结石或是肾结石，皆是由平滑肌痉挛造成的疼痛，也就是缺氧。那种疼痛非常剧烈，通常伴随身体排出结石的过程。只要施以正确的治疗，疼痛便会改善，改善的方法并不是消除疼痛，而是加速排石的过程。譬如说我常常遇到尿路结石的病人，他们有时候要排石一两天，在这两天当中，病人要配合医嘱，充分休息，遵守饮食禁忌，石头排出来之后，疼痛也会消失。

2. 慢性疼痛

慢性疼痛大部分都是由于缺氧造成的。立刻治疗之后，无论是针灸或是吃药，特别是吃药，药效不会比针灸来得慢，病人的症状应该在半小时之内就能得到缓解。

3. 器官性疼痛

疼痛除了上述身体上的疼痛，还有器官性疼痛，譬如说肚子痛、胃痛或者所谓的腹痛，在正确的治疗下也应该能很快得到改善。肠胃型疼痛在门诊很常见，大部分都跟食物有关，中医的治疗策略不只能够去除实际的食积，更重要的是在身体处于发炎状态、胃肠蠕动出现问题时，能透过平衡蠕动状态加速病程治愈。有时要加快胃肠蠕动以尽快排出食积；有时胃肠受到阻力，蠕动异常加快，就得减慢蠕动速度。

我曾在医院急诊室见到病人肚子痛到完全不能按压，食不下咽，胃绞痛异常。这便是典型的大承气汤方病理，西医通常诊断为胃穿孔。以中医来说，透过脉诊辨证，在胃尚未绞痛之时，即使用大承气汤处理，根本不会发生胃穿孔。

手术后发现病人胃里有一颗颗绿色的球状物，完

脉诊的秘密

全消化不掉，这就是大家素日喜欢吃的"纤维"。纤维吃太多，结成球，聚集在胃里面。张仲景说"胃中有燥屎五六枚"，讲的就是这种情况。

4. 头痛

门诊中最常见的疼痛是头痛，而头痛百分之八十都与外感有关，也就是与风寒（感冒）有关。这种类型的疼痛只要改善了外感，便会得到改善。

（四）便秘与腹泻

便秘是另外一种急症。西医急诊室的病人大约有一半以上是外感，另外三成则是肠胃问题。三成肠胃有问题的病人中，半数以上又有排便问题，排不出便或是排便排得不干净，只要照腹部的 X 光片，就能看到病人肠子里面积满大便。

当中医问起病人有没有便秘，都说没有，病人觉得一周没有排便是很正常的。西医消化内科教科书上就是这样写的，一天排便三次跟三天排便一次都是正常的，如果连医生都这样认为，病人一周没排便，当然是见怪不怪了，但这也就是中医所说的阳明病。

腹泻也很考验中医的处理能力，在我的门诊中则通常以最戏剧化的方式呈现。病人主诉拉肚子，却通常呈现肝火与类似便秘的脉象。大部分病人拉肚子都是吃坏东西，而吃坏东西的大部分情况都不应该止泻，而应该要通因通用①，也就是说必须先把垃圾排干净。所以当我看到病人拉肚子来就诊时，反而会开类似治便秘的大黄类的药，就是要把垃圾（不管是食物中毒、肠胃型感冒病毒、吃了不该吃的食物）清得干干净净，若是用了止泻的方法，反而把垃圾留在肠胃里了。

急性腹泻当然有很多种处理的方法，总的来说不外乎通因通用。到了慢性期，所谓肠燥症或者习惯性腹泻的病人，往往都是虚实夹杂，既要调理他的脾胃，更要一并处理食积或发炎的部分。我的这些心得都是从《伤寒杂病论》里失传的太阴病与霍乱病中体会出来的，也是"桂林古本"和十三稿"长沙本"里增加最多的条文。

（五）严谨的将息法，规范患者服药

外感往往由外而内进入，影响越来越深。等走到内伤七情时，病气一下便会影响到脏腑。我们一直强

---

① 语出《素问·至真要大论》。反治法之一。指用通利药治通利病症的方法。例如饮食积滞在内，胸脘痞闷，腹中胀痛，不思饮食，大便泄泻，须攻逐积滞。

调病人的饮食作息必须遵照医嘱，主要是因为外感来得急，很可怕，就像台风来时一样，只要躲在屋子里面，一般不会有不可预期的危险。如果台风天还要往外跑，就像《伤寒杂病论》里杂病的部分，一旦判断错误，无论是饮食还是生活作息都会对病人造成影响。

张仲景在桂枝汤第一次出现的地方（辨太阳病脉证并治）就提及桂枝法"将息"①，说明服药要注意的事项，提示出最佳的药效标准和治愈指标，以及饮食禁忌。在其他的方中也都有详细指出。

如服药过了一段时间，明确指出啜饮白粥多少量能助药力。怎么看最佳药效标准，一样提示出时间（温覆令一时许），还有身体出现的状况，身体微微似有汗者佳（遍身漐漐微似有汗者益佳），要是汗如雨

---

① 桂枝汤方原文写道"桂枝三两（去皮），芍药三两，甘草二两（炙），生姜三两（切），大枣十二枚（擘）。上五味，咬咀三味，以水七升，微火煮取三升，去滓，适寒温，服一升。服已须臾，啜热稀粥一升余，以助药力。温覆令一时许，遍身漐漐微似有汗者益佳；不可令如水流漓，病必不除。若一服汗出病瘥，停后服，不必尽剂。若不汗，更服，依前法；又不汗，后服小促其间，半日许令三服尽。若病重者，一日一夜服，周时观之。服一剂尽，病证犹在者，更作服；若汗不出，乃服至二三剂。禁生冷、黏滑、肉面、五辛、酒酪、臭恶等物。"

下，就无效（不可令如水流漓，病必不除）。

也标示出什么时候可以停药，如果服一升桂枝汤后，遍身微汗出而病愈，则剩下的药物就可以停止服用，没必要都喝完（若一服汗出病差，停后服，不必尽剂）。如果第一次服药后，没有达到预期效果，只要病证没有改变，仍可依方继续服用，并逐渐缩短服药时间，半日喝完三次药物。

病情严重的，还当昼夜接续服药。如果仍不汗出，则连续服用至二三剂，直至病愈或发生病证变化。生病期间的饮食禁忌也做了详细说明，禁食生冷、黏滑、肉面、五辛、酒酪、臭恶等物。

这就像是在台风的时候要准备好粮食，躲在家里吃。不要等到肚子饿，跑到外面去正赶上台风尾。外感之时，有时候可能只吃个荷包蛋就出事了，特别是蛋没有煎熟，立刻从外感变成肠胃型感冒。这样的状况在临床上屡见不鲜，只是一般的医生没有好的工具，没办法观察得那么仔细。

我在临床上治的很多病，成败到最后其实已不是处方正不正确，而是能不能彻底掌握病人生活上的细节，做到坚壁清野，这才是治病最根本的问题。对比

脉诊的秘密

张仲景的将息法，现今我们所接受的大部分中医治疗过程，是有多么得随心所欲，可谓"踰矩"。

要想做到"上工十全九"是何等之难，必须把"人情"也纳入考虑之中。有一成的病人，他们的生活作息、饮食起居，完全不听医嘱，医生是根本没办法控制的。"上工十全九"就是指这一成的病人，是医生没办法掌握的，这一成的病人也不是一开始就被设定为不能掌握，而是当你做了很多努力之后，依然还是有这一成的病人。处理中医的急症并不难，因为急症的时候病人通常都会很严格地遵守医嘱，一旦急症期过后，病人不痛不发烧了，反而会不遵医嘱。

二、临床常见的病症治疗

（一）传染力极强的肠病毒感染

台湾地处湿热之地，除了寒冬外，几乎全年都会发生流行性肠病毒，一般称为"手足口病"，受传染的患者常在手部、足部出现红疹，口腔黏膜也会出现溃疡甚至糜烂，咽喉部出现疱疹性咽峡炎，甚至肌肉抽搐，严重者还会高烧不退，最可怕的是引起幼儿心肌炎或脑干脑炎等肠病毒重症而死亡。

肠病毒是一大群病毒的通称，所以感染其中某一型病毒并无法产生适用全部病毒的抗体而免疫，因此会不断复发，病程迅速且危急，再加上传染力极强，因此常常造成校园停班停课，令幼儿家长闻之色变。

1. 初发症状

初发症状与一般感冒的太阳病类似，因此常被忽略而错失宝贵的治疗时机，这一阶段若立即以伤寒方治疗，即可迅速痊愈。一旦出现疱疹性咽峡炎或肌肉抽搐，即已在酝酿由表入里。

2. 发高烧时

等到发高烧时，不但有极强的传染力，还会造成患者全身酸痛、倦怠乏力、畏寒发热、咽喉肿痛、肠胃不适，甚至上吐下泻等极度不舒服症状。强壮的成年人或许能发展成阳明病而使病情趋于稳定，但稚弱的幼儿一般为太阳少阴合病或太阴病，切勿认为是阳明病而以清热剂、退烧药或肛门塞剂误治，反而导致变成厥阴坏病。

3. 发热畏寒、心跳近百、寒热夹杂、高烧不退等复杂症状

一旦进入厥阴病，就会出现发热畏寒、心跳近百、

寒热夹杂、高烧不退或退烧后又再发烧，退退烧烧，十分痛苦，接着就容易因手厥阴心包经入心、足厥阴肝经入脑干而突然恶化成肠病毒重症。必须审查寒多热少或热多寒少的复杂症状，给予厥阴病的经方治疗，并有耐心地等待两到三天才能痊愈。

4. 饮食非常重要

在两到三天的治疗过程中，食物的选择非常重要，必须餐餐以新鲜白米熬粥服食，否则容易再度发烧恶化，此即所谓的"食复"，也就是在余邪未尽之时，以不当的食物资助病毒死灰复燃。这是一般肠胃型疾病的治疗通则，切勿因担心营养不良而任意喂食各种开胃的点心或食物。若有出现电解质失衡的脱水现象，可以用生理盐水加葡萄糖点滴注射，但不宜饮用运动饮料。

（二）睡眠障碍

失眠是临床上最常见的问题之一，许多神经与精神领域的疾病也常伴随睡眠障碍，每个人一生中也或多或少都会有过失眠的经验，但演变成睡眠障碍则成为许多临床问题的征兆。从脉诊仪中可以发现，睡眠障碍者的高频六条经络的血压谐波变异系数均明显上升。

高频六条经络是指——

H5：足阳明胃经（土）

H6：足少阳胆经（属木相火）

H7：足太阳膀胱经（水）

H8：手阳明大肠经（金）

H9：手少阳三焦经（火）

H10：手太阳小肠经（火）

1. 高频六条经络与脑部血液循环的关系

人类比起其他哺乳动物，进化的主要方向在于脑容量的扩大，进而衍生出智能和智慧。多出来的六条经络刚好从足阳明胃经开始，这与传统医学所谓的"胃不和则卧不安"有密切的关系。因为这些经络除了维持原本的消化与排泄功能之外，还进化出维持脑部循环的功能，进而使人的思考与记忆功能大幅发展，凭借的就是"分时管理"。

唯有消化完毕，肠道排空，屎尿尽出，这六条经络的主要血液循环分配才会由中焦腹腔转移到上焦头部。这也是为何人在饭后昏昏欲睡，头脑不清，欲眠却又不得好眠的原因。刚用完餐，血液注满中焦腹腔

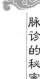

肠胃道与消化道，上焦头部无法得到多余的血液循环供应，当然无法进行复杂的思考与记忆。昏昏欲睡则是身体的保护措施，避免脑细胞在缺血缺氧的情况下继续工作而受损。刚吃饱也无法进入深度睡眠，同样是由于脑部得不到足够的血液循环供应，所以吃宵夜不利熟睡，午休只能小睡。

晚上九点到十一点循行**手少阳三焦经**，十一点到一点循行**足少阳胆经**，一点到三点循行**足厥阴肝经**，三点到五点循行**手太阴肺经**，五点到七点循行**手阳明大肠经**，不只经络本身的问题会造成该段时间的睡眠质量恶化，睡眠障碍更常出现在经络循行交替的时段，尤其是足厥阴肝经进入到手太阴肺经的这段时间问题最多。

中医经典记载子时即夜间十一点到凌晨一点循行足少阳胆经，丑时即凌晨一点到三点循行足厥阴肝经，于此时若能进入深度睡眠，全身放松，耗氧量最低，有利于循环系统全面供应脑部进行系统重整，类似于计算机数据库的系统重整，磁盘需要充分时间的供能与散热，才可一区一区地分别进行整合。

然而许多失眠患者总是抱怨自己在凌晨三点醒来，

接着便无法入睡，这就是中医所谓"肺虚肝火"的病机，脉象上常见肝火极大，肺阴甚虚，也就是木反侮金的病机，长期下来思考与记忆便会不灵光。

2. 失眠为阴阳无法互通

人类与其他动物甚至其他哺乳动物最大的区别在于人类以双脚站立，帮助头上新增了六条经络进行上焦共振与分时运作。所以足太阳膀胱经是人类最长的一条经络，上面布满了灌注五脏六腑包括心脏冠状动脉在内的重要腧穴，也几乎是人类最重要的一组经络。足太阳膀胱经影响五脏六腑的共振与血液灌流，自然扮演着整合五脏六腑功能的角色。

所以在传统医学中足太阳膀胱经与督脉有密切的关系，从眼睛内角的睛明穴起，向上向后贯通头部前后，顺着背部脊椎往下一直到足跟与脚趾，负责循环、免疫、排泄与生殖，为**巨阳**，司卫外与交感神经兴奋相关的活动。

以能量的角度而言，当眼睛睁开，继而站立，代表阳气的运作，也就是身体处于十二经络全共振的状态，有最大的运作范围与最大的功能输出；当眼睛闭上，身体躺下，阳气收藏，方能休息睡眠，维持最基本的运作功能。因此失眠在传统医学中的病理机转视为阴阳无法互通，如同汽车无法从前进挡转换成空挡。

除了足阳明胃经从正前方循行供应头面，足太阳膀胱经接续从前而上而后，另一组重要的经络是足少阳胆经，连同手少阳三焦经循行头部两侧，是头上最主要的共振主频，不但负责供应颞叶与两侧大脑半球，也是人类比起其他灵长类发展最为突出的部分，所以《伤寒杂病论》中有"少阳病"或"柴胡症"，主要涉及脑神经方面的问题。

3. 头部外伤干扰经络共振

清楚了脑部血液循环与睡眠的关系后，就能进一步了解失眠的病理与改善的对策。头部发育的方向是由外胚层往内生长，与躯体其他部分的生长方向由内往外大相径庭，头上六条经络的上焦部分不仅会受到中下二焦部分的影响，同时外露于头皮之上的循行部位，也影响着内脏至脑部经络的部分功能。

从小到大头部受到的外伤，包括挫伤，都会干扰经络的共振，进而影响头部血液循环的效率。临床上神经科与精神科医生甚少注意此类影响，但是在神经与精神科教科书中却清楚记载，许多神经与精神疾病病例都有极高的头部外伤病史，包括最严重的精神分裂症。同卵双胞胎的发生率相关性只约占四成多，而头部外伤病史相关性却高达九成以上。这些神经与精神疾病的共同发作症状正是睡眠障碍，同样也是恶化因素。

一旦明白头部外伤与许多神经与精神疾病的关系，自然能理解头部外伤为何会导致阴阳无法互通，进而造成失眠。头部外伤干扰共振，导致头上六条经络的上焦部分与中下二焦部分的调控、分配发生障碍，影响头部血液的循环，造成功能性的缺血或缺氧，虽未必会导致脑细胞的立即坏死，但也会造成如缺血性的慢性肾衰竭与肾萎缩这类病理机转，导致脑细胞功能退化与脑组织萎缩。

再加上主要供应心脏血液的冠状动脉共振点——"膏肓穴"位于膀胱经上，头部外伤或撞伤留下的瘀滞沿着上焦的膀胱经往下堵滞到中焦"膏肓穴"的共振。一方面影响了心脏的血液供应，这就是所谓"病入膏肓"的严重病机，因为会造成循环系统全面性的功能衰减；当然，另一方面也加重了头部的缺血或缺氧。

（三）疼痛难耐的带状疱疹

带状疱疹俗称"皮蛇"，是水痘病毒潜藏在神经结，趁免疫系统功能低下时起而增生繁殖作怪，沿着神经分布走向，冒出峥嵘的皮疹。若不能在发病的三天内以抗病毒药物治疗，病势常常一发不可收拾，灼热蔓延、隐隐针刺，痛不欲生，不堪其扰。

这就是中医所谓的"温病"，即先前水痘病毒感染发疹未能得到妥善处理，误用寒凉，将外发病毒收敛潜伏于足少阳胆经，等到病人因劳倦或食用燥热食物伤及阴分并衍生肝火，在季节交替气候波动之际，便诱发出伏邪发病，而有肋间神经或三叉神经发炎疼痛的现象，属于"春温"或"冬温"的病机，若用柴胡剂或大黄剂加减则可以彻底根除治疗。

（四）高血压

高血压至今病因不明，百分之九十以上的病人可归为本态性高血压（原发性高血压）。降血压药物是西方各大药厂必备的产品，也是市值最大的商品之一。钙离子阻断剂、血管收缩素拮抗剂、血管收缩素转换酶阻断剂、利尿剂、甲型交感神经抑制剂、乙型交感神经抑制剂等降血压药物也各有所长，任医生自由选用搭配。在降压与副作用之间，不只是病人的两难，也常常是临床上的艺术。

其实依收缩压、舒张压或平均血压来记录血压，进而归类病患，本来就有瞎子摸象的局限，不但无法分析血压波内在频率的特性，也忽略了血压波在身体系统中的重要性，自然无法精确分析归纳出病因。

重要的组织或器官缺血或缺氧，身体都会启动血压上升的代偿作用来改善局部的病理状态，直到问题解决。所以最常见的可诊断出病因的高血压，是由肾动脉狭窄所引发的肾脏缺血缺氧并发症。这类病人在中医属于"肾经血瘀"，可以在第二谐波出现血瘀或血压谐波变异系数明显上升的现象。同样的病理在自发性高血压大白鼠身上也可以发现。

透过脉诊，王唯工老师也注意到舒张压上升的病人常有肺经的问题；而收缩压上升的病人常有头部缺氧的问题。其他经络血瘀或外感造成缺血缺氧的问题也非常多见。如能改善缺氧状况，高血压都能得到改善。但病人不宜自行停止服用高血压药物，必须配合减重、改善缺氧与每日多次记录血压才能缓慢减药，否则容易发生血压反弹，而有中风的危险。高血压的奇妙疗效也印证了经脉与共振理论，以及弥补了西方循环系统的研究盲点。

（五）胃炎

胃炎是十分常见的疾病，一般无论急慢性患者，医生总会在处方中增加一到两种胃药以预防胃炎的发生，避免进一步造成胃痛、胃食道反流、胃溃疡等消化障碍。

临床上，胃炎被认为与过高的胃酸分泌有关，因此大多数的胃药都是抑制胃酸的制酸剂。然而近十年来，胃幽门螺杆菌与胃炎、胃溃疡、胃发病关联性的研究，让使用抗生素成为胃炎的常规治疗。但这些观念的进步，仍不能改变胃炎极高的发生率与复发率。

足阳明胃经气分的虚或实都与胃炎有关，"胃虚"代表胃经气血供应的不足造成胃壁保护的缺陷；"实"则代表外邪的侵扰，而与脾湿水漫衍生食积、痰饮有关。一旦胃痛发作，常出现第五谐波血压变异系数上升，因此疼痛与局部组织缺血缺氧有一定的关系。

胃食道反流的病人常合并肝火或阴虚阳亢。胃溃疡的病人除有上述的病理机转外，更常见到肺虚或病入膏肓的病机，可见缺血性胃炎并非只有心脏衰竭后期的病人才会出现。随着循环系统障碍的启动，灌流不足的问题会因气血调配的优先级陆陆续续出现于六腑，接着才是五脏。

当足阳明胃经气血不足造成胃部灌流不足时，消化功能势必受到影响，一方面延长消化所需的时间，造成胃壁保护的负担，增加胃炎与胃溃疡发作的概率；另一方面产生许多没有完全消化的食物代谢物，也就是食积或痰饮，轻者造成肝脏代谢、解毒、储存的负担而出现肝火，严重者则立即造成完谷不化的腹泻。

长期下来更会累积成消化系统代谢疾病，如有醣类代谢障碍的糖尿病，脂质代谢障碍的高血脂、胆结石、脂肪肝，尿酸代谢障碍的痛风，以及肥胖等等疾病。

这就是作为消化代谢系统的门户——胃所扮演的关键角色，所以足阳明胃经为六腑之首，为多气多血的经络，正是为了确保胃经循环的稳定。但由于人类头部的发展，六腑经络往上延伸，变成利用分时变频的运作而有三餐定时定量的模式，不再像其他哺乳动物牛、羊、猪、马那样无时不刻都在进食与消化。万物之灵的人类才能利用肠胃六腑排空，气血上移之际思考、记忆、想象与分析。

但这也正是现代人胃炎发生的主要原因之一，不当的饮食习惯颠覆了六腑经络分时变频的运作；吃饭时开会、电视前用餐、饭后即用脑工作读书，食用错误或未经烹调的食物、人造不易消化的食物等，造成胃经气血供应的额外负担与消化的障碍，进而衍生出代谢疾病。

所以"治胃病"就等于"治未病"，而治胃病首要在食物禁忌。大多数消化代谢类疾病无法根治的主因都是错误的饮食习惯。遵守忌口的医嘱，是缩短病程、避免复发的关键，甚至是不药而愈最宝贵的无价仙丹。"知其要者，一言而终"此之谓也。

（六）糖尿病

胰岛素的发现、合成与补充治疗扭转了先天性糖尿病的悲惨宿命，然而 2 型糖尿病却无法以相同的方法予以克服，因而衍生出胰岛素抗体的概念，只能以调节胰岛素分泌等方式控制血糖。随着经济形态的改变，2 型糖尿病及其并发症已位居危胁当代人生命的十大死亡病因之列，并呈现逐年上升趋势。

透过脉诊，我们发现大多数 2 型糖尿病的病人，常常同时伴有脾湿水滞衍生食积、痰饮与肺虚肝火两大类病机。前者代表食入的醣类或甜食超过消化系统的负荷，而后者代表循环系统的缺陷导致缺氧与肝脏灌流的障碍。藉由严格的饮食禁忌再配合经方调整脾湿、肺虚与肝火，几乎都能得到有效的治疗，特别是对于刚患上 2 型糖尿病三个月内的病患，也就是所谓蜜月期的病患。

至于长期服用糖尿病药物的病人，纵使血糖控制稳定，也常常出现头部缺血缺氧伴随阴虚阳亢，进而并发高血压的病机。这样的病理现象再次提示了头部循环恒定性的重要，当脑细胞灌流不足导致氧气或葡萄糖供应效率不佳时，循环系统透过血压与血糖的代偿上升则成了弥补之道。唯有透过头部循环的改善，这些生理与病理代偿反应才能停止而恢复正常。否则不断地增加降血压与降血糖的药物只会使这类患者更为棘手，一方面造成肝脏与代谢系统的负担，另一方面又得承受复杂的药物不良反应；甚至造成脑组织的缺血缺氧萎缩，进而衍生出脑神经与精神疾病。

因此，必须同时处理头部循环的问题，才能透过血糖与血压的下降，逐步减少药物的剂量与种类，渐渐摆脱以药为食的命运。否则一旦必须使用胰岛素注射方能控制血糖，中医也无力回天，只能步步为营收拾烂摊子，避免致死并发症的发生。

三、中医院的场所精神

二十年前我刚开始看诊时，不以为苦，认为替每个病人找到答案是简单的，尤其一开始我还没有使用脉诊仪，以为自己对每一个病人都诊断得很准，其实大部分是猜的。大部分医生在刚开始看诊的阶段，就像张仲景所说的终始顺旧①。为什么呢？如果哪一次开方，病人说有效，医生就顺着那个方继续开，稍微改动一下，但不敢改动太大，除非病人和你说非常没效，或是非常不舒服，医生才会在病人的强烈反应下，重新诊断跟辨证，开一个新方。然而在一天的门诊中，医生能有多少时间来完成这件事呢？

（一）不担心门诊人数

现在医生能给一个病人十分钟时间，就已经很难

---

①　观今之医，不念思求经旨，以演其所知，各承家技，终始顺旧。（《桂林古本伤寒杂病论》序）

得了。通常做出初诊的诊断需要二十分钟，就算是现在我的门诊有了脉诊仪的辅助，我也仍然要花这么多的时间。这也是为什么直到现在我门诊的初诊病人每天不能超过三位。因为我必须留出时间，不只留给初诊病人，还要有完整的时间留给复诊的病人。然而大部分医生做不到这一点。为什么呢？因为初诊病人是医生的命脉，通常下个月有多少病人，是由这个月的初诊病人决定的，这也是为什么许多医生的门诊量已经很大了，还要不断接受媒体采访的原因。

一般医生担心门诊患者变少，不敢限制初诊的挂号人数，如此要付出的代价就是疗效降低，甚至根本没有诊断的质量。一个名医的门诊少则上百，多则两三百人，这也是许多名医后来被病人龃龉的原因，不只是候诊时间长、看诊时间短，疗效也下降了。更重要的是，门诊中初诊病人占大部分，慕名而来的病人完全不加以限制，造成恶性循环，最后变成只有重症病人愿意抱着一线希望看诊，然而重症病人并没有那么容易医治，原先可以得到有效治疗的病人，可能也早就另寻其他诊所。所以，我的做法很简单，只要是复诊病人我一律不限挂，因为复诊病人还会再来诊所，

脉诊的秘密

一定有他的需求。

（二）对初诊病人的宣教

对于初诊病人，我会希望他在来看诊之前就知道我的治疗方法。他不要平白无故跑来，要提前预约，我们希望有介绍人，介绍人的意义在于让初诊病人来看诊之前就知道我的治疗方式，如使用脉诊仪和严格的饮食禁忌等等。所以，限挂初诊病人是基本的。

一般想来看诊的病人，还没来我的诊所之前就被工作人员或是介绍人事先先知这是一家有严格饮食禁忌要求的诊所。我们清楚知道治病就是在改变人的惯性（某种程度上来说就是接近平衡境界）。为什么我们如此坚持，跟自己的病人，跟可能的财神爷过不去？还没来看诊就要人忌口，甚至导致病人不想来。我的病人有时介绍家人来，还跟我请求千万别先说忌口，我总是说我自有安排。新病人来了我还是要讲忌口，为什么？这些病人或许到最后因无法忌口而不再来看诊，但也明白了忌口的重要性。

我的原则就是如此。尽管知道有十分之九的病人会因无法忌口而不来，可剩下的这十分之一正是我的弱水三千、只能饮之的那一群病人，我的体力大概也只能看这么多病人。但是我能影响的病人反而因这个方法多了九倍，这才是我认为《内经》讲治未病的关键之处。病人来之前已经得到宣教，无论他做得到或做不到。

我也把这样的态度传达给我的学生，但知易行难。现今的消费社会，对大部分医生来说医学成了谋生的工具，在竞争日益激烈的医疗市场中存活下来并不是那么容易，在生存的恐惧之下，医生的医术反而提升很慢。很幸运，在我行医的过程中，从跟诊的几位前辈的诊所状况，很早便看清楚了这个部分。

（三）进入诊所空间即是治疗的开始

经方家藉由地利产生的本草精华构筑成方，进而救治遭受违反天时变化、产生人体五脏六腑的虚实偏尢。中医的治疗是整体的治疗，也因此我将自古以来华夏文化大家耳熟能详的左青龙、右白虎等风水知识，运用于诊所空间，以减轻患者就诊时的心理压力，并作为治疗的一部分。

（四）不想好的病人，医生也无计可施

看诊时一定会遇到这样的病人，即使医生的诊断正确，病人却根本不想依你的方法治疗。有些病人喜

欢到处看医生，光顾所有的医院，我的诊所也有幸让他光顾了，他会说郭医师诊断过我的病，但是他治不好我的病。这一类的病人，潜意识里并不想病好。若我看懂他的病，只要照着《伤寒杂病论》去治一定会好，然而《伤寒杂病论》的要求不只是吃药，还包括饮食禁忌、生活作息改变等，需要生活上的全面调整，才能平衡积聚的病气。

错误的生活习惯好比很多病人迷信运动，都已经重感冒了还要去运动，每次都是运动时复发。又好比冬天泡温泉就是大伤。《内经》说"冬不按跷"。而且冬天不应该流汗啊，若是经常如此，怎能不伤及身体呢。

另外就是食疗进补。大家爱吃补品，但现代人哪里还需要进补呢。这些植入性营销无所不在，都是消费型经济的产物，其实任何好东西都不需要营销，你若真能帮人解决问题，以供需来说，在网络时代，有需求就一定会找到出口。

现代社会的医生也是如此，太多医生懂的都一样，那怎么办呢？只好利用电视媒体来营销，勉强不需要的人来做他会的治疗。其实这样做反而有害。大家现在都知道西药吃多了不好，反而以为中药无害，其实并不是如此。以我在临床看到的案例，需要补的药开成泻的药，病人的身体根本受不了。补药开成泄药多容易啊！所以张仲景才说"勿虚虚，勿实实"。

每一个人都有十二条经络，每一条都猜对的概率有多少呢？每一条经络又分补与泄，十二条经络就是二的十二次方，可是还要再乘一次，还有气分与血分，二的十二次方是一○二四，一○二四再乘一○二四，猜对的概率就很小了。要达到《灵枢》说的"上工十全九"，在临床上来说是相当困难的。

（五）医者并非神

开诊第五年，我达到"下工十全六"以上，即使只在下工，我仍然不会用猜的，用猜的一定"十全六"以下啊。到了第十年，可以达到"中工十全七"，也就是门诊约有九成的病人你都清楚明白为什么开这个方给他，七成病人回来复诊一定都有效。现在看诊当然不只这样，想达到"上工十全九"还是非常困难。二十多年来我在医病现场，深深体会到许多的疾病并不只是身体的问题，更多的是隐藏于其后的心理心灵问题，这部分才是最难的。

早在战国时代，神医扁鹊（秦越人）即有提及六不医"故病有六不治：骄恣不论于理，一不治也；轻身重财，二不治也；衣食不能适，三不治也；阴阳并，藏气不定，四不治也；形羸不能服药，五不治也；信巫不信医，六不治也"，并提及"有此一者，则重难治也①。"张仲景《伤寒杂病论》中也有提及某些病就是"灾怪"②。好比一个人生病，在看诊时把脉得知为太阳病，于是开了相符的药，患者回家服用后，却更加不舒服。看诊时本没有这个脉，现在却发生变化了，那就是"灾怪"。

　　身为一个医者必须要有更高的修为，让鬼神都敬你，才能成为真正能够帮助到病人的人。我现在所处的境况是有些人根本走不进诊所，可能是有某些阻力让他不能来，比如说饮食禁忌他做不到，或是他想要来，也做了某些配合，但他很痛苦。从某个层次上来

---

　　①　见《史记·扁鹊仓公列传》。

　　②　原文为"问曰：脉有灾怪，何谓也？师曰：假令人病，脉得太阳，与形证相应，因为作汤。比还送汤如食顷，病人乃大吐，若下利，腹中痛。师曰：我前来不见此证，今乃变异，是名灾怪。又问曰：何缘得此吐利？师曰：或有旧时服药，今乃发作，故名灾怪耳。"

说，那些人为或看不见的理由，也是我们经过了很多努力才达到的状态。

（六）对自己医德的期许

我对自己医德的期许，并不是在看诊时对病人和蔼可亲，无事献殷勤。而是能否如实地传承中医的医道。甚至我对学生们说，你不可以对病人有同情心，但要有同理心、慈悲心。当你对病人抱有同情心的时候，表示你看不懂这个病，在情感上就已经扭曲了你对病的看法，病人一定有他的原因才会造成今天生这样的病。一开始就带着同情心，便看不到真相，看不到真相，你的治疗怎么可能会是对的呢？

我讲"无事献殷勤"是一个非常深切的体悟啊。我看到很多医生在医术不好的时候，对病人特别亲切，某种程度上来说他是在遵循开业术，把医疗当成服务业。但对我来说，没有医术的医生就是没有医德的医生。一旦你有了医术，就会发现很多病能不能治好在于医生严不严格，每个人都明白要改变惯性是多么得难，如果医生只懂循循善诱，不知以身作则，很精确又严格地要求病人，病要治好真的很难。宠病人就像宠小孩一样，终究枉然。

其实医学真正的奇迹在于改变病人的惯性，唯有让患者真正了解因果关系，生活回复于道，才是圆满的慈悲。大道至简（唯变易、简易、不易），自然而已。

▶ 诊疗手记

失眠心悸看诊，忌口身体复原

一九九八年经友人介绍至郭医师处看门诊，用脉诊仪把脉的中西医师确实令我耳目一新，但是郭医师强调服药期间必须绝对得忌口，此事让我却步，于是当了逃跑患者。而我已届耳顺之年，又再度成为郭医师的病人，这段缘份得从我的另一半说起。

去年年初，先生庄晴光因肺癌做了肺叶切除手术，术后则是生理与心理的漫长康复之路，我们携手同行，在时光一点一滴的流逝中逐渐摆脱患癌的阴霾。同年年底老友提及郭医师打算成立一个与经脉有关的医学会，邀请晴光参加大会了解一下。先生本就对中医经络略有涉猎，又读过王唯工教授《气的乐章》等四本书，从他自己一辈子钻研电磁波领域的角度观之，非

第五章　当代经方家的临床：外感与常见病症

131

常认同王教授的理论，因此便欣然接受邀约，而与郭医师有了互动。

郭医师仁心仁术，愿意照顾晴光的健康，我也幸运地搭上这班顺风车，今年四月一日起我们成为郭医师的病人，至今已将满半年。

郭医师视人体为一个小宇宙，强调身体的平衡与和谐。他要我们减轻肝脏的负担，马上停止服用所有的药物以及健康食品，他说药方里已经给了我们身体之所需，加上一再叮嘱的饮食禁忌，配合一周至少两次膏肓穴的刮痧和揉开头部的淤积。

自从晴光生病以后，我们持之以恒健走锻炼，两人都已经瘦了一圈。这半年吃郭医师开的药，节制饮食，尤其是不吃水果，我们的体重继续下降至稳定状态，至今我已减重七公斤，晴光更是瘦了十二公斤，身体轻盈许多，走起路来膝盖也不再卡卡的。回想我们两人曾经经历的足底筋膜炎和膝盖注射自体血小板，不免唏嘘。

大约从更年期开始最困扰我的症状便是心悸，后来抽血检查，新陈代谢科医师说我有遗传性的甲状腺功能亢奋。为了舒缓心悸的不适，十多年来我一直服用减慢心跳的药物。孩子们纷纷离巢后的日子虽颇为闲适，但不知为何我却经常失眠。隔天有事睡不着、出外旅行住宾馆睡不着、太晚睡觉睡不着、白天太高兴或太生气睡不着、下午四点以后喝茶或咖啡睡不着，总而言之，一周有一半的夜晚必须靠安眠药才能入睡。我的收缩压也偏高，大约在一百三十至一百五十之间游走，舒张压则偏低，大约在六十至七十之间，脉搏只有五十几下。

遵郭医生医嘱按时服药几个月下来，我已不再心悸，也很少失眠，收缩压稳定在一百二十至一百四十之间，舒张压则在七十五至八十五之间，心跳都在六十以上。坚持下来，心中真是充满感恩。

（杨静兰）

经郭医师数月来的医治，猛然惊觉白米饭竟是如此得芳香可口，怎么过了六十多年的岁月才发现呢？每次看诊时都能感觉到计算机屏幕上的脉象和数字带给郭医师的挑战，他一次又一次地调整处方，闪电式地精算下一个处方。此时，我的内心总是想着，希望将来有一天我的病况所累积下来的整体脉象，可以成为众多供医师参考的脉象之一，用来作为有效的医疗诊断依据，进而形成治病的方法和步骤。如此一来，当可造福更多人。

我自知自己的病况很棘手，虽然肺部动了大手术，但是癌细胞或干细胞在被我忽视了六十余年后，是不可能无故消失的；最明显的表象是我的收缩压在一百六十与一百二十附近持续将近八年之久，即使手术后仍然没有改善。我的内心深处一直有一个大问号，却苦于无从下手去解决或缓解，经过这半年的调理，现在我的血压大约能维持在一百三十与八十左右。

（庄晴光）

附录1 作者参与中医诊疗人工智能（AI）系统研发历程

1996 年

郭育诚医师进入王唯工教授实验室攻读博士，致力于将经脉原理应用于临床诊治。

1998 年

作为王教授唯一的医师弟子，郭育诚医师在王教授的支持下，于 1998 年成立当代汉医苑中医诊所，从事中医科学化与中西医结合的临床整合课题研究。

2004 年

郭育诚医师发表论文"血压谐波变异系数在死亡过程与疾病发展的临床应用"，并取得博士学位。同年进入台北医学大学药理学研究所兼任助理教授，开始开发中医诊疗系统。

2006 年

郭育诚医师应邀担任世界针灸学会联合会印尼国际针灸学术研讨会专家主讲。

2007 年

郭育诚医师于马来西亚举办的国际传统暨辅助医学大会担任专家主讲。同年在广州举办的第三届世界中西医结合大会亦受邀担任专家主讲。

2008 年

郭育诚医师开始应用经脉原理于中药与方剂研究。

2010 年

郭育诚医师撰写完成《上池之水》，以科学的方式来阐述中医有关气、针灸与经络、诊断、死亡与疾病、五脏藏七神、药物与方剂、经方、临床与养生的秘密。

2012 年

郭育诚医师将经方诊治系统应用于临床。

2015 年

郭育诚医师开始规划中医诊疗云医疗体系的普遍应用。

2017 年

郭育诚医师以二十五万笔临床数据架构中医诊疗人工智能系统，扩大应用范围于临床、药物、兽医、食物与健康产业。

2018 年

郭育诚医师赴罗马、亚特兰大、都柏林发表中医诊疗人工智能系统。

附录 1　作者参与中医诊疗人工智能（ＡＩ）系统研发历程

附录2　病友推荐分享

1

十年前由于月经不调找到郭医师，调理六个月后，身体改善明显，虽然饮食禁忌不一定能够天天遵守，却也能体悟出它背后的道理。

如今我四十岁了，有三个可爱健康的孩子。对于处在高压工作环境下，又是高龄产妇的我，能顺利怀孕，平安生产，实在令人难以想象。三个孩子都是满四十周出生，产后的月子调理也仰仗郭医师。拥有健康的身体才是人生快乐的必要条件，我非常感激郭医师的照顾。——罗友萱

2

郭医师看诊首先运用脉诊仪准确记录病人脉象，再将得出的结果比对《伤寒杂病论》里的脉象进行分

析。脉诊仪的运用把许多人眼中玄妙、难以辨别的脉，转换成看得见的数据，来反映五脏虚实盛衰加以治疗。郭医师亲手诊脉加以确认，辅以口头询问后进行用药的加减。郭医生很准确地把脉象和《伤寒杂病论》里的证候相对应，使用单方和适当加减就能有效治疗病人的不适。

除了用药之外，医生也强调须避免进食加工食品等不利于疾病康复的食物，如确实遵守饮食禁忌，再配合用药能使疾病好得更快。诊所内有宽敞的空间给病人等待看诊，在候诊的过程中不会感觉到压力和不适。很钦佩郭医师能把古代典籍和现代科学结合起来并使其发挥更好的疗效，治疗更多为疾病所苦的人。——江宛妮

3

郭医师是一位非常特别的医生，作为他的病人必须配合医嘱并认真执行。郭博士不仅精通专业的技术领域，对于病人的情绪困扰也有独到的洞察力。他引入内观修习以及慈悲观的经验分享，让人在治疗过程中能真切地感受到心病与习性对身体的影响，唯有执行医嘱才能重获健康。——严慧恒

附录2　病友推荐分享

139

4

自从到台北工作之后，一直认为是台北空气差造成自己眼睛发痒易红，鼻子也经常发炎。这些小状况我忍耐许久，直到腹部胀气，一连服用好几个月的西药也没有好转，才经朋友推荐找郭医师看诊。

刚开始只要吃半碗饭，胃便胀到不行。之后不断从饮食控制中了解到食品制作过程及安全问题，开始挑选正确的食物来搭配疗程，不仅解决了胀气问题，而且鼻子不再过敏，眼睛不再红痒，这时才恍然大悟原来不是台北空气差，而是自己身体出了状况。

另外，我还患有颞下颌关节炎，看过颞下颌关节特殊门诊，门诊医师建议我戴牙套、吃消炎药，再不行就打透明质酸。后来请教郭医师，他说不能光从患处处理，要先将体内的寒气排出（早知道就不用找其他医师，白挨这么多针）。包括我的产后腰酸，也是体内寒气在作祟。

刚开始看诊，饮食禁忌真的是很麻烦。后来发生一连串食品安全问题后，我很庆幸自己能够遵守饮食禁忌，没有受到丝毫影响。——洪祯骅

脉诊的秘密

5

通过朋友介绍认识郭医师，当时我的身体没有大的病痛，却不知为何成天精神不济、无法专注。随着年龄渐长，身体很多功能开始失调，造成我生活上的困扰。过去我也尝试找过其他中医调理，始终无法解决问题。

在郭医师的诊疗下，我渐渐不需要咖啡提神、不需要化妆遮瑕，思虑变得清晰、身体变得轻盈。更大的改变是，从小不易流汗的我，现在可以自然流汗；以前办公室里只要有人感冒，我总是无法幸免，现在同事总说，为何办公室哀鸿遍野，唯独你却没事。

诊疗期间最大的挑战就是饮食禁忌，刚开始经常跟郭医师争辩那张忌口单怎么可能做得到，现在虽然也无法百分之百做到，但已经让我的身体变好，我的家人也因此获益。——张文樱

6

我的个性容易紧张，碰上新事情总是想太多，导致晚上常常睡不好。我的工作也让我常在外头跑来跑去，不知是否天气太热，本来我就常汗流满面，后来竟然全身大盗汗。

预约看诊时，将此事告知郭医师，郭医师开药后的第二天，明显感觉到盗汗幅度降低，到了第七天盗汗只剩下一点点。谢谢郭医师帮忙，才让我的身体恢复健康，能遇见优秀的医师真好。——陈玉芬

7

跟随郭医师近十年了，他除了帮助我们缓解病痛、改善健康之外，更让我们学习到正确的保健观念。像是保持正常作息与懂得忌口，刚开始时虽觉得受限制、不习惯，慢慢地，常年困扰自己的症状得到改善，从而体会到正确养生观念与了解病因根源的重要。随着年龄增长及环境污染严重，诚心希望大家都能身体力行，以正确的饮食作息好好保健身体，远离疾病。

郭医师不仅是我与家人的良医，更是我们的心灵导师。郭医师的病人很多，他总是专注地帮每一位病人看诊，所以通常沉默寡言，但必要时，他也会提出诚恳且犀利的见解，短短几句充满智慧且切中要害的话语，便能启发我们以更正面豁达的态度去看待事物，提醒我们保持心平气和、不执着、少烦恼才是维持健康之本。我和女儿都非常珍惜郭医师给予我们的帮助和教导，郭医师绝对是我们最信任，也最钦佩的好医

师。——杨正丽

8

我是从香港来找郭医师看病的，持续了几乎一年，谢谢郭医师，不然我大概挂掉了。

二〇一七年九月三号，我突然觉得好冷，在这之前我已经便溏、便秘多年，这一年整个夏天下午都觉得冷。当天晚上胸部好多地方胀痛不已，应小孩要求前去私立西医院看急诊。最近几日已无所出，想想让医生帮忙舒服一下也好，没想到探肛检查，灌泻药，或许我有痔疮，让我痛得不得了。翌日早上便赶快离院，心想用嘴巴斯斯文文喝承气汤不就好了，何苦受这些煎熬？

我是《气的乐章》老粉丝，大概十几年前就开始找郭医师看病，后来觉得远水救不了近火，不方便常飞台北，于是有好几年没来。这一次觉得不妙，买了机票订了饭店，不医好不回家。谢谢郭医师，不到几天，我终于可排出条状便！人也慢慢活了过来，有力气练练香功，打打太极，又再好一些，三周后虽没痊愈，但有精神一点，惦记着工作，便拿着药回家。断断续续回诊几乎一年，好多坏少，总算往好的方向去了!

要是我住在台北，相信我的病早就好了，因为无论吃了药往好的方向走，或是着了凉往坏的方向走，仍旧吃着几天前开的药，肯定是不对的，但碍于人不在台北，没法把脉，不知病情，只能吃着几天前的药，勉强应付一下。所以在台北的朋友，你们真幸福！——叶建利

9

"先生缘，主人福。"是我经郭医师诊疗后心中的感动。

我二十岁左右便染上过敏咳，极有可能是读大学期间住宿舍，因大学地处湿寒山区，晚上睡眠湿气过重所致。由于疏于防范湿气，之后的岁月可说是咳嗽傍身，日日咳嗽不停，看过西医仍然无效，只好归于"过敏"两字，与咳嗽长年共处，直到遇见郭医师。

二○○五年经前辈郭林勇介绍我认识郭医师，他是郭医师的亲叔叔，我才第一次至郭医师诊所进行诊疗。我猜想大部分郭医师的病人，对郭医师的治疗方法及医疗建议都非常惊奇。

第一惊奇的是脉诊仪，那天我首次知道还可以用

脉
诊
的
秘
密

机器进行脉诊，后来又更佩服这台脉诊仪成为中医 AI 医疗的先驱。第二惊奇的是医嘱可以说是"不可能完成的任务"，列出长长一大串几乎是大部分人天天食用的"忌口"饮食，简直要大家只吃米饭度日。不过郭医师耐心说明，我虽半信半疑，但心中突然浮出"先生缘，主人福"这句话，于是暗暗下了"一切遵办"的决心。果然，在郭医师妙手回春以及我日日遵守医嘱的坚持下，长年的过敏咳嗽竟在三个月内治愈。从此，我更加坚信让郭医师调养身体，体力也比以往进步。

后来我又介绍了癌症手术后的母亲来看郭医师，在郭医师的悉心照顾下，母亲术后的身体亦逐步复原，一并在此表达由衷的感谢。"先生缘，主人福"，能接受到郭医师治疗真的是我的福气，谢谢您。——黄适卓

10

我因久咳不愈，看过许多医生依然效果不彰，经朋友介绍来看郭医师。他问我一天抽几支烟，我回答十支，他说："那么你先保持每日十支，不多不少，然后吃我的药，证明我的疗效。"果然，一个月后，药到

病除，我不再咳嗽了。郭教授医术高超，中学为体，西学为用，我想唯有真正透彻领悟两个领域学问的人才可如此跨界融合。——叶明桂

11

一九九八年夏天，上天送给我一个充满爱与挑战的礼物，那时的我正处于生命中最矛盾与无助的时候，一位我敬佩的智者让我认识了郭医师。与郭医师见面的第一天他就主动坚定地告诉我，他会努力陪我渡过这一人生挑战，这段话在我心中仍如同昨日。

开始进入郭医师的疗程后，最不易也最影响药效的就是那张白色小单子"饮食禁忌"，许多长年养成的饮食习惯要调整，也需暂别口欲，这的确花了我不少精神才能达到。一旦能尽量配合饮食禁忌与按时服药，会发现身体不舒服次数减少了，病程也缩短了，体力与气色都开始变好，这个经历慢慢影响我开始认真看待"饮食禁忌"。现在疗程已经结束，忌口已成为我的保健良方，我也试着用这个良方照顾我深爱的家人，虽然不容易，但对于环境污染与食品安全问题日益侵袭生活的今日，这个坚持是值得的。

最后想借这个机会谢谢郭医师，在过去那段战战

兢兢、随时上紧发条却又美好难忘的日子里，不间断地给予我专业协助，更适时地在迷惘之中给予我诚挚的建议。郭医师，谢谢您！——Ethan 母亲

12

千禧年前夕刚退休之时，身体突然出了状况，先是腹部长出些红疹，没多久蔓延至全身且奇痒无比。先在诊所看病无效，继而转诊至荣总，前后住院两次，甚至被怀疑患癌，做了所有的检查，依然找不出病因，只能擦止痒药膏，吃过敏药，病情依旧。每日奇痒难耐，夜难安寝，痛苦至极。

后幸经友人推荐，认识郭医师，他堪称医界奇才！郭医师早习西医知悉不足，后转学中医，深造药理。虽知中医博大精深，但难有科学数据令今人信服。遂又随电机系师长们钻研，以中医气血循环核心理论完成神奇的脉诊仪，让吾等之病因、病程皆难逃法眼，此脉诊仪有如核弹般震撼中医界。

在西医束手无策下，我受其仁心及高深医术治疗多年，今几近康复，实令我铭感五内，无以言表！唯其所严格要求的饮食配合，是所有病者的大关，因需禁口腹之欲令人难受，却也是治病之关键，我亦曾失

附录 2　病友推荐分享

于节制而使病情变重。

今生有幸缘遇郭医师解我病苦，欣闻其新书付印之际，嘱我以病者之心得分享与众。我无以回报此生所受恩惠之情，不揣浅陋，愿以一句话与所有读者共勉之，此即："遇此良医，信受奉行"！——陈明昆

13

记得十年前开始找郭医师看诊，当时的我，年纪轻轻却长年处于亚健康的边缘状态，便秘、肠胃功能失调、体能衰弱、心智敏感忧郁……总之浑身不对劲，开始工作才没几年，却想着什么时候可以退休。

因着机缘来到了郭医师这里。以往对中药的认识，仅止于药效温和、不伤身、效果也慢的印象。开始吃郭医师的药之后，完全颠覆了我对中医、中药的认识，郭医师的药不仅是有效，有时还是奇效！

以前的我常突发急性肠胃炎，整个人又痛、又吐、又烧，到医院急诊，就是打点滴、吃肠胃药，最快也要耗个三天至一星期，内外折腾几回，才有办法逐渐复原。但开始看郭医师没多久，有次又是相同症状发作，实在不愿意再往急诊跑，当晚就请家人带我去找郭医师，没想到，一两包药吃完，隔天早上竟然全

好了。

不仅是肠胃问题，我的便秘也得到了治疗。我曾为便秘寻访许多医师，但十之八九都是开那种苦苦的泻药，有时有效，有时又失灵。到了郭医师这里，却完全有别于其他中医，药粉下口，整个人从肚子里热了起来，而且特别嘱咐我不可食用水果、发酵食物、饮品等，我满怀疑问，不是都说便秘就要多喝水、多吃水果吗？

以往我最爱喝手摇奶茶，后来一偷喝，便会留下证据，脸上马上冒出红疹，被郭医师逮个正着。而且吃了药后特别想睡，一天可以睡十个小时以上，食量也变大，一餐白饭可以吃个一两碗。但逐渐地，便秘的情况开始好转，体能也慢慢增加。这些都是过往一二十年不曾发生的改变。

从那时起，我对于这一门传承了千年的古老医学益加好奇。同样是中医，为何郭医师与别人全然不同？脉诊仪又有什么作用？面对我的好奇，郭医师介绍我阅读王唯工教授的《气的乐章》，这才知道原来背后有这样崭新、突破性的科学基础，不仅有别于传统中医，更是穿越西方医学的盲点，从脉象破解了人体循环运作的动力学。

这是医学史上一个重大的里程碑，我赫然发现自己竟亲身参与其中，并且亲身受益，实在是非常有幸。——吕芯汝

14

当西方医学无法解决我的身体问题时，寻求中医的帮助成为我另一条解决问题的途径。经友人介绍来到当代汉医苑寻求郭医师的帮助，也因此成为郭医师的长期病友。郭医师的学医经历背景使其拥有完整中西医素养与训练，加之对药理及医学工程的精深研究，他对病人的诊断及用药的精准度，使"中医不科学"之论不攻自破。

在经郭医师诊治与调理期间，本人对郭医师诊疗的心得如下，在一般情况下，要让身体短时间内恢复正常功能，避免陷入久治不愈或反复发生的恶性循环，简单归纳要做到下列三点：一是按时服药，二是忌口，三是生活作息自律。遵医嘱按时服药是基本，更重要的是"忌口"。

第一次看诊时，郭医师从抽屉里拿出一张"忌口单"，上面写着服药期间或生病期间不能吃的食物。

当下觉得怎么可能做得到，让人间美味与我绝缘，心中五味杂陈，涌起许多抗拒的理由。直至今日，虽然未达百分之百的程度，但是经过长时间的饮食调整，仍觉得身体负荷变轻，消化变好，头脑不再昏沉，效果日渐明显。自律的生活作息也是郭医师一再强调养身治病的根本，却是一般人难以做到。

看诊期间，偶见郭医师沉着脸训斥未遵医嘱的病人，我想郭医师大可和气生财，反正他已善尽告知的义务，听不听是病人的问题，是不需要得罪"客户"而断了自己"财路"的。显见医者父母心是一个行医者的修为。——葛之刚

15

二〇一三年我因脑鸣无法入睡，身体状况亮红灯，开始到当代汉医苑调理体质。遵守医嘱、饮食禁忌和揉头，还有坚持吃中药，睡眠质量明显提升。两年之后，身体大有好转，心跳从九十降到正常值、血压正常、紫斑症痊愈、痔疮很少复发，感冒也好得快。

回想以前生活习惯很糟糕的我，对照现今手脚不冰冷、气色不错又精神好，真是判若两人。万分感谢当代汉医苑的郭医师和工作人员。——林小姐

附录2　病友推荐分享

151

16

当代汉医苑郭院长是临床结合理论的实力派中医师，看诊时会先以脉诊仪检测，再经望问切诊，佐以脉诊仪信息，精确判读经脉变化。脉诊仪是开创中医里程碑的伟大发明，大量的临床数据提供给有经验的医师，对病症判断的准确性大幅增加，降低误判风险，缩短患者痛苦。

原本认为亲和力强，能处理患者提出的任何症状，不计成本给一大包药是好医师。但遇到郭医师之后，我才知世间医术真有高低之别。有正确的诊断，用对的药物，病是否就能康复呢？还有更重要的是病人要自觉养成日常生活起居有常，谨守医生叮嘱的饮食禁忌，按摩头部阻塞的穴位，按时刮膏肓穴，保持血液畅通，健康自然来。

当身体状况如雪花纷降，不用慌乱，诊疗室墙面大大的三个字——平常心，一瞬间已告诉我们该如何走过寒冬。——林明宗

17

二〇一七年一天晚上，我身体突然不适。由于出现血压高、心律不齐、晕眩等症状，医师诊断为心脏

病，并朝此方向治疗，然而病情日益加重。来郭医师处看诊，他诊断为颈椎病，建议我治疗期间要保暖，确实遵守饮食禁忌。我遵照执行之后，很少感冒，睡眠质量变好，血压正常，晕眩也没有再复发。

郭医师知病知脉知药，活用三种专业来治病，让我的身体更加健康。万分感谢郭医师和工作人员。——张小姐

18

儿子小时候经常感冒，看西医总好不完全，经由亲戚介绍，我们来找郭医师。转眼间孩子都上大学了。最初，我们只当是让小孩子来看中医，吃中药比较天然无副作用，郭医师提及饮食禁忌的重要性，我们不甚以为然，也不加以注意。

尔后，几乎每周每月都来看郭医师调整体质，长期下来全家老小，身体一有状况便来找郭医师，不知不觉郭医师已成为我们家的健康顾问，郭医师不断叮咛相关医嘱，我也由此印证了自己的身体状况，自己也参考中西医知识，慢慢有了些许体悟，这才知道郭医师的坚持是有道理的。

以前郭医师推荐我们读《气的乐章》，后来又读了

郭医师的大作《上池之水》，让我颇觉震动，一方面是原来我们的身体经由中医的观点解读是如此透彻准确；另一方面是中医学在世代传承过程中遭遇的毁灭与误解贬抑，如今终于有了重大突破。

感谢郭医师仁心仁术，也期待郭医师为扭转中医不科学的刻板印象继续努力，并继承前人的智慧成果，为中医学的未来再写新篇。——陈惠智

脉诊的秘密

附录3　延伸阅读
《上池之水》

　　华夏文化的四大发明——**指南针、造纸术、火药、活字印刷术**，曾撼动过去的时代，在当今这个时代还有什么**遗珠之憾**，如同宝玉藏石中，却是当代全球文明最迫切需要的解药？

　　没错，正是从神农、黄帝、岐伯一脉相承的**中医学**。

　　中医学深植于文化之中，与每个人的日常生活息息相关、如影随形，而这样的应用知识又是如何代代传承，耳濡目染传递于社会各个阶层之间？

　　郭育诚医师将昔日恩师王唯工教授的研究与教导，透过中西医临床的背景、药理学与医学工程的知识，以波的角度诠释"气"与"经脉"，并在书中以科学的观点逐一解释了"气""经脉与针灸""脉诊""疾病与死亡""五脏藏七神""中药与方剂""经方""临床"与"养生"九大秘密。

《上池之水》既是作者献给恩师的反刍，也可以当作王教授大作《气的乐章》的注释版，是深入理解传统医学核心与奥秘的最佳读本。

解读中医本草智慧

参悟身体宇宙奥秘